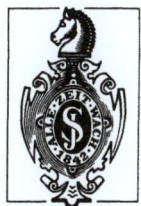

Arrhythmie-Kompendium I

Fragen – Antworten

Zusammengestellt und bearbeitet von
F. Sesto

Zweite, neubearbeitete und erweiterte Auflage

Springer-Verlag
Berlin Heidelberg New York Tokyo

Dr. med. Fred Sesto
Otto-Beck-Straße 14, D-6800 Mannheim 1

Die erste Auflage ist erschienen bei
Knoll AG, Ludwigshafen

ISBN-13:978-3-540-17460-8 e-ISBN-13:978-3-642-71840-3
DOI: 10.1007/978-3-642-71840-3

CIP-Kurztitelaufnahme der Deutschen Bibliothek
Sesto, Fred: Arrhythmie-Kompendium: Fragen – Antworten/
zsgest. u. bearb. von F. Sesto.
Berlin, Heidelberg, New York, Tokyo: Springer
1.–2., neubearb. u. erw. Aufl. – 1987
ISBN-13:978-3-540-17460-8

Das Werk ist urheberrechtlich geschützt. Die dadurch begründeten Rechte, insbesondere die der Übersetzung, des Nachdruckes, der Entnahme von Abbildungen, der Funksendung, der Wiedergabe auf photomechanischem oder ähnlichem Wege und der Speicherung in Datenverarbeitungsanlagen bleiben, auch bei nur auszugsweiser Verwertung, vorbehalten. Die Vergütungsansprüche des § 54, Abs. 2 UrhG werden durch die „Verwertungsgesellschaft Wort", München, wahrgenommen.

© Springer-Verlag Berlin Heidelberg 1987

Die Wiedergabe von Gebrauchsnamen, Handelsnamen, Warenbezeichnungen usw. in diesem Werk berechtigt auch ohne besondere Kennzeichnung nicht zu der Annahme, daß solche Namen im Sinne der Warenzeichen- und Markenschutz-Gesetzgebung als frei zu betrachten wären und daher von jedermann benutzt werden dürften.

Produkthaftung: Für Angaben über Dosierungsanweisungen und Applikationsformen kann vom Verlag keine Gewähr übernommen werden. Derartige Angaben müssen vom jeweiligen Anwender im Einzelfall anhand anderer Literaturstellen auf ihre Richtigkeit überprüft werden.

2119/3140-543210

Vorwort

In den letzten Jahren werden in steigendem Maße Diskussionen darüber geführt, ob die Therapie mit Antiarrhythmika nicht in die Hände von Spezialisten mit entsprechend ausgerüsteten Praxen gehört. Als Hauptgrund wird genannt, daß niedergelassene Allgemeinpraktiker über kein 24-h-Langzeit-EKG-Gerät verfügen und dementsprechend sowohl ihre diagnostischen Möglichkeiten als auch eine Kontrolle der Arrhythmietherapie erheblich eingeschränkt sind. Hier stellt sich die Frage, welche Möglichkeiten die Ärzte, auch in der Klinik hatten, als es noch keine Langzeitelektrokardiographie, kein Trommel- oder Pokket-EKG gab? Der Patient ist heute genau wie früher primär auf den Praktiker, d. h. auf seinen Hausarzt angewiesen, und dieser muß handeln, denn zum einen ist die Zahl spezialisierter Kliniken zu gering, um laufend die große Zahl behandlungsbedürftiger Patienten aufzunehmen, zum anderen sind die Einweisungen in die Klinik durch die Krankenkassen stark limitiert. Darüber hinaus benötigen in der Tat nur bestimmte Patienten eine invasive Untersuchung in der Klinik. Diese Patienten zu erkennen, ist auch eine wichtige Aufgabe des niedergelassenen Arztes.

Zur Behandlung stehen dem niedergelassenen Arzt Medikamente mit einem breitgefächerten Indikationsspektrum, zuverlässiger Wirksamkeit und vertretbar geringer Quote von Nebenwirkungen zur Verfügung. Dazu kommt noch, daß nur bei repetitiven ventrikulären Tachykardien und Extrasystolensalven eine 100% Beseitigung der Arrhythmie erforderlich ist, bei anderen ventrikulären Arrhythmieformen reicht eine Unterdrückung der ventrikulären Extrasystolen von 50–60% und von Couplets um 70–80% aus. Erfahrungen zeigen, daß auch 100%ige Responder bei der Akutbehandlung in der Klinik schon nach einigen Wochen wieder Arrhythmien niedrigerer Lown-Klassen aufweisen können.

Heute gibt es jedoch Gruppen von niedergelassenen Ärzten, die Langzeit-EKG-Aufzeichnungen wie Laborgemeinschaften betreiben.

Das Arrhythmiekompendium erhebt weder Anspruch auf Vollständigkeit, noch hat es belehrenden Charakter, sondern es soll dem praktizierenden Arzt einerseits ein wenig helfen, sich im Labyrinth der Rhythmologie besser zurechtzufinden und ihm andererseits einschlägige praxisnahe Literatur zugänglich machen.

Mannheim, im November 1986   *F. Sesto*

Verzeichnis der Fragen

1. Nach welchen Kriterien werden heute Herzrhythmusstörungen eingeteilt? *1*
2. Wann sind tachykarde Rhythmusstörungen behandlungsbedürftig? *2*
3. Welche wichtigen Faktoren sollen bei der Abschätzung der Bedeutung von Arrhythmien mitberücksichtigt werden? *3*
4. Welche Besonderheiten liegen in der Behandlung von Rhythmusstörungen unter Praxisbedingungen vor? *4*
5. Kann man Arrhythmieepisoden mit einem „Rhythmusstreifen" erfassen? *6*
6. Gibt es Kriterien über die erforderliche Unterdrückung von ventrikulären Arrhythmien (ausgedrückt in Prozenten)? *7*
7. Von welchen Faktoren sind die hämodynamischen Folgen einer Arrhythmie abhängig? *9*
8. Wie ist im Hinblick auf die Hämodynamik bei Rhythmusstörungen die kritische Herzfrequenz zu definieren? *10*
9. Wie ist das Auftreten von Extrasystolen oder asystolischen Pausen nach Beseitigung einer Arrhythmie zu erklären? *11*
10. Welche Fragen sind zu Beginn einer Langzeitbehandlung mit Antiarrhythmika zu klären? *12*
11. Welche Methoden sind zur Kontrolle des Therapieerfolgs bei Rhythmusstörungen angezeigt? *13*
12. An welche Ursachen und kardiovaskulären Nebenwirkungen von Antiarrhythmika ist bei neu oder erstmals auftretenden Arrhythmien zunächst zu denken? *14*

13. Was ist zu tun, wenn die paroxysmale supraventrikuläre Tachykardie bei WPW-Syndrom trotz medikamentöser Behandlung häufig rezidiviert? *17*

14. Welche Antiarrhythmika eignen sich am besten zur Behandlung von Rhythmusstörungen bei Präexzitationssyndromen (WPW-, LGL-Syndrom)? *18*

15. Auf welche Besonderheiten muß man in der Arrhythmietherapie bei Patienten im fortgeschrittenen Alter achten? *19*

16. Welche Bedeutung fällt in der Therapieüberwachung den Bestimmungen der Plasmaspiegel von Antiarrhythmika zu? *20*

17. Können Antiarrhythmika in der Schwangerschaft angewendet werden? *22*

18. Welche Risiken sind in der Arrhythmietherapie vermeidbar? *23*

19. Welche Risiken sind in der Arrhythmietherapie unvermeidbar? *24*

20. Wenn der Patient mit Rhythmusstörungen über subjektive Beschwerden klagt, aber klinische Befunde einer organischen Myokarderkrankung fehlen, was ist dann zu tun? *25*

21. Welche bradykarden Rhythmusstörungen können in der akuten Infarktphase auftreten und welche Pathomechanismen liegen ihnen zugrunde? *26*

22. Welches Fazit ergibt sich aus der Vielzahl der heute verfügbaren therapeutischen Möglichkeiten für die alltägliche Praxis? *28*

23. Welche Rhythmusstörungen können im Kindesalter auftreten? *29*

24. Welche Therapiegrundsätze sind beim heutigen Spektrum von Antiarrhythmika für den niedergelassenen Arzt von Bedeutung? *31*

25. Können Antiarrhythmika bei Patienten mit einer erheblich reduzierten Ejektionsfraktion (unter 40%) verabreicht werden? *33*

26. Welche Antiarrhythmika eignen sich in der posthospitalen Nachbehandlungsphase bei Patienten mit durchgemachtem Herzinfarkt? *34*

27. Gibt es eine erfolgversprechende medikamentöse Prävention des Kammerflimmerns während der akuten Phase des Herzinfarktes? *35*

28. Was ist zu tun, wenn Schrittmacherträger über Symptome einer zerebralen Mangeldurchblutung klagen? *37*

29. Welche klinisch-symptomatischen Unterschiede bestehen zwischen Synkopen und Präsynkopen? *38*

30. Was sind die Ursachen kardiovaskulär bedingter Synkopen? *39*

31. Welche Ursachen können zu einer Verlängerung der QT-Zeit führen? *40*

32. Ist die Häufigkeit des Auftretens von ventrikulären Extrasystolen (VES) bei Herzgesunden bekannt? *41*

33. Welche Vorteile bieten dem kardiologisch interessierten niedergelassenen Arzt Kenntnisse über die Elektrophysiologie von Rhythmusstörungen und Antiarrhythmika? *42*

34. Welche Effekte sind im Rahmen der elektrophysiologischen Eigenschaften verschiedener Antiarrhythmika von therapeutischer Bedeutung, d.h. unmittelbar an der Beseitigung von Arrhythmien beteiligt? *43*

35. Welche Mechanismen liegen hochfrequenten Arrhythmien am häufigsten zugrunde? *45*

36. In welchen Myokardstrukturen entstehen bevorzugt Kreiserregungen? *46*

37. Wie entsteht im Myokard ein Fokus? *47*

38. Was versteht man unter „verborgener" akzessorischer Leitungsbahn? *48*

39. Sind die elektrophysiologischen Mechanismen bei der Anwendung von Antiarrhythmika zur Behandlung ventrikulärer Arrhythmien, die zur Aggravation führen, bekannt? *50*

40. Gibt es gezielte Untersuchungen über die Häufigkeit arrhythmogener Wirkungen, die bei einzelnen Antiarrhythmika beobachtet wurden? *51*

41. In welcher Weise beeinflußt Dobutamin das Erregungsbildungs- und Erregungsleitungssystem? *53*

42. Welche Veränderungen können im EKG beim Karotisdruck beobachtet werden? *54*

43. Was versteht man unter einer Arrhythmie bei wanderndem Schrittmacher? *55*

44. Worauf ist die plötzliche Harnflut nach Beseitigung der paroxysmalen supraventrikulären Tachykardie zurückzuführen? *56*

45. Was versteht man unter einer vagalen Vorhofarrhythmie? *57*

46. Kann eine hochfrequente supraventrikuläre Tachykardie zum plötzlichen Herztod führen? *58*

47. Liegen Korrelationen zwischen dem koronarographischen Befund und Störungen der linksventrikulären Funktion einerseits und der Häufigkeit und Form der Arrhythmie andererseits vor? *59*

48. Was besagt das Auftreten von Nullinien am Monitor? *60*

49. Welche Bedeutung haben Halbwertszeiten bei der peroralen Arrhythmietherapie? *61*

50. Was versteht man unter metabolischem Polymorphismus von Antiarrhythmika? *62*

51. Besitzt Magnesium eine nachweisbare antiarrhythmische Wirkung? *63*

52. Welche Kriterien sind in der frühen Phase des Myokardinfarkts für die Prognose von größter Bedeutung? *65*

53. Welche Rhythmusstörungen sieht man nach durchgemachtem Infarkt am häufigsten und welche prognostische Bedeutung haben sie? *66*

54. Welche ventrikulären Extrasystolen (VES) haben nach durchgemachtem Herzinfarkt die ungünstigste Prognose? *67*

55. Welche Menschen sind dem Risiko des plötzlichen Herztodes besonders ausgesetzt? *68*

56. Was ist unter einer transvenösen elektrischen Ablation des His-Bündels zu verstehen? *70*

57. Können wiederholte Defibrillationen zu einer Schädigung des Myokards führen? *72*

58. Wodurch unterscheidet sich die Elektrokonversion von der Defibrillation? *73*

59. Welche ungünstigen Spätfolgen konnten bei der Elektrokonversion (EKV) des chronischen Vorhofflimmerns beobachtet werden? *75*

60. Können (am Beispiel von Herzrhythmusstörungen) tierexperimentell gewonnene Befunde für die Entwicklung von Behandlungsmaßnahmen von Bedeutung sein? *76*

Literaturverzeichnis *78*

Frage 1
Nach welchen Kriterien werden *heute* Herzrhythmusstörungen eingeteilt?

Entsprechend den Fortschritten in der Diagnostik und im Hinblick auf die therapeutischen Konsequenzen werden Rhythmusstörungen heute bevorzugt nach folgenden Kriterien gegliedert:

1. Lokalisation (atrial, AV-junktional, ventrikulär),
2. Rhythmus (Bradykardie, Tachykardie, Arrhythmie, Flattern, Flimmern) und
3. Arrhythmiegenese
   - bei bradykarden Rhythmusstörungen: Sinusknotensyndrom und Leitungsblock,
   - bei tachykarden Arrhythmien: fokale Impulsbildung oder kreisende Erregung. Während die kreisende Erregung vorwiegend pathologische Veränderungen der Erregungsleitung zur Voraussetzung hat, ist die fokale Impulsbildung in besonderem Maße mit verschiedenen Störungen der Depolarisations- und Repolarisationsvorgänge der Zellmembranen verknüpft.

(Expertengespräche in der Kerkhoff-Klinik, Bad Nauheim, April 1981)

Frage 2
Wann sind tachykarde Rhythmusstörungen behandlungsbedürftig?

Die Behandlungsbedürftigkeit tachykarder Rhythmusstörungen hängt weitgehend von der klinischen Bewertung der Arrhythmie ab. Eine medikamentöse Langzeittherapie ist grundsätzlich indiziert:
1. bei elektrischer Instabilität des Myokards (fraktioniertes Myokard, inhomogene Repolarisation, Verletzungsströme), die zum plötzlichen Herztod, meist durch Kammerflimmern, führen kann,
2. wenn die Prognose verbessert werden kann (z. B. Überführung einer ventrikulären Arrhythmie hoher Lown-Klasse in eine mehr oder weniger harmlose Klasse),
3. wenn die Durchblutung lebenswichtiger Organe infolge einer Abnahme des Herzminutenvolumens erheblich beeinträchtigt ist und Symptome verschiedener Funktionsstörungen auftreten und
4. wenn die subjektive Beeinträchtigung des Patienten nicht vertretbar ist.

Das Auftreten von Palpitationen allein ist noch keine zwingende Indikation für eine Arrhythmietherapie. Desgleichen ist die Anwendung von Antiarrhythmika bei Herzgesunden, ungeachtet dessen, welche Arrhythmieformen vorliegen, nicht indiziert, da Arrhythmien auch hoher Lown-Klassen bei ungeschädigtem Myokard keine schlechte Prognose haben. Eine betont schlechte Prognose und damit unabdingbare Behandlungsbedürftigkeit haben ventrikuläre Arrhythmien, wenn bei reduzierter linksventrikulärer Funktion eine ischämische ST-Streckensenkung und/oder Verlängerung der QT_{korr}-Zeit vorliegen.

Literatur: [8]

> **Frage 3**
> Welche wichtigen Faktoren sollen bei der Abschätzung der Bedeutung von Arrhythmien mitberücksichtigt werden?

Bei der Diskussion über die Bedeutung von Rhythmusstörungen muß als wesentlicher Faktor die linksventrikuläre Myokardfunktion einbezogen werden, da sie stets von erheblicher Relevanz für die Prognose ist. Darüber hinaus hat sie eine signifikante Beziehung zum Auftreten von ventrikulären Arrhythmien.

Bei Patienten mit wesentlich reduzierter Funktion des linken Ventrikels, insbesondere mit Akinesien, ist zum einen die Gesamtzahl der registrierten ventrikulären Extrasystolen (VES) größer als bei Patienten ohne eine Funktionsstörung und zum anderen treten bevorzugt bei gestörter Ventrikelfunktion Arrhythmien hoher und höherer Lown-Klassen auf. Daher beurteilen einige Autoren die Ventikelfunktion als den entscheidenden prognostischen Parameter, während die Extrasystolen als Folgeerscheinung bewertet werden.

Literatur: [85]

Frage 4
Welche Besonderheiten liegen in der Behandlung von Rhythmusstörungen unter Praxisbedingungen vor?

Im Vordergrund stehen die diagnostischen und therapeutischen Möglichkeiten der Praxis bei Rhythmusstörungen sowie die Durchführung einer effizienten Therapiekontrolle namentlich bei der Langzeitbehandlung.

Bezüglich der Diagnostik bieten sich dem niedergelassenen, kardiologisch interessierten Arzt folgende Möglichkeiten:

1. Anamnese,
2. physikalische Untersuchungen (Inspektion, Palpation, Perkussion, Auskultation),
3. Ruhe-EKG, Trendschreibung,
4. Belastungs-EKG.

Die Aussagekraft des Ruhe-EKG ist bekanntlich gering, die des Belastungs-EKG deutlich besser, aber auch nicht immer ausreichend. Das Belastungs-EKG wird relativ selten in der Praxis angewendet, da die den Rhythmusstörungen zugrundeliegenden Krankheiten, wie koronare Herzkrankheit, dilatative Kardiomyopathie, Herzklappenfehler usw., gewisse Risiken beinhalten, wenn der Patient ausreichend belastet wird. Medizinische und technische Voraussetzungen zur Reanimation müssen bei Anwendung des Belastungs-EKG also auch in der Praxis stets verfügbar sein.

Eine weitere Schwierigkeit liegt darin, daß Arrhythmien zum Zeitpunkt der Untersuchung infolge ihres intermittierenden Auftretens durch das Ruhe-EKG und die physikalischen Untersuchungen nicht diagnostizierbar sind.

Fällt der EKG-Befund positiv aus, kann die Wahl des Antiarrhythmikums schwierig sein, da das Oberflächen-EKG nicht immer eine Aussage über den Entstehungsmechanismus einer Rhythmusstörung erlaubt und bekanntlich ein und derselben Arrhythmieform bei Patienten mit organischer Myokarderkrankung unterschiedliche elektrophysiologische Mechanismen zugrunde liegen können.

Aus diesem Grunde bieten Antiarrhythmika, die mehrere antiarrhythmische Effekte mit einem entsprechend breiten Wirkungsspektrum haben, für den Praktiker Vorteile.

Grundsätzlich sollten vor dem Einsatz von Antiarrhythmika dem praktizierenden Arzt folgende Unterlagen vorliegen:

1. Untersuchungsergebnisse kontrollierter klinischer Studien zur Wirksamkeit eines Antiarrhythmikums bei definierten Arrhythmieformen.
2. Zuverlässige Hinweise über die zu erwartende Wirksamkeitsquote (Häufigkeit).
3. Hinweise zur unbedenklichen Anwendung einer Substanz im Hinblick auf die Qualität und Quantität möglicher Nebenwirkungen und Maßnahmen zu ihrer Beseitigung sowie Hinweise über bekannte Interaktionen mit anderen Medikamenten.

Anhand dieser Unterlagen (einschlägige Literatur!) soll zunächst die Nutzen-Risiko-Relation einer Behandlung abgeschätzt werden, der im niedergelassenen Bereich ein vorrangiger Stellenwert zukommt. Nicht außer acht zu lassen ist schließlich, daß die in der Klinik gewonnenen Ergebnisse mit einem Antiarrhythmikum nicht immer ohne weiteres auf die Bedingungen im niedergelassenen Bereich übertragen werden können.

(Gespräch am 4. 8. 86 mit K.-P. Bethge, Med. Klinik und Poliklinik der Universität Göttingen; s. auch [81])

Frage 5
Kann man Arrhythmieepisoden mit einem „Rhythmusstreifen" erfassen?

Die Frage ist grundsätzlich zu bejahen, da sich der „Rhythmusstreifen" zur Erfassung von Arrhythmieepisoden für die Praxis gut eignet. Dabei ist wichtig, daß man eine Ableitung wählt, in der die Vorhoferregungen gut erkennbar sind (wie z. B. V_1), und die Aufzeichnung mit einer Papiergeschwindigkeit von 25 mm/s über mehrere Minuten erfolgt.

Das Belastung-EKG ist zur Provokation *intermittierend* auftretender Arrhythmien weniger geeignet, denn nicht selten können unter Belastung gefährliche ventrikuläre Arrhythmien ausgelöst werden.

Literatur: [59]

Frage 6
Gibt es Kriterien über die erforderliche Unterdrückung von ventrikulären Arrhythmien (ausgedrückt in %)?

Eine einheitliche Ansicht liegt z. Z. nicht vor. Bezogen auf die Wirksamkeit einer Substanz im Hinblick auf die Verhinderung des plötzlichen Herztods postulierte der Arbeitskreis um Morganroth (University of Philadelphia) und Podrid (Harward University, Boston) folgende Kriterien:

1. Unterdrückung ventrikulärer Tachykardien und ES-Salven um 100%
2. Unterdrückung von Couplets (Paaren) um 80–90%
3. Unterdrückung monotoper ventrikulärer Extrasystolen um 50–60%.

Auf die erhebliche Spontanvariabilität registrierter Arrhythmien im Langzeit-EKG Bezug nehmend hält Leitner (Berlin) zur Beurteilung eines Therapieerfolges folgende Kritieren für erforderlich:

1. Reduktion ventrikulärer Exstrasystolen von 3–12/h im Langzeit-EKG um 90%, bei einer Häufigkeit von mehr als 12/h um 75% und
2. Reduktion von Couplets bei einer Häufigkeit von 16–50/h um 75%, bei mehr als 50 Couplets/24 h um 90%.

Entsprechend der Natur von Herzrhythmusstörungen und den vielfältigen Faktoren, die eine Arrhythmietherapie beeinflussen, können die oben aufgeführten Kriterien für die Akutbehandlung Gültigkeit haben, sind jedoch für eine Langzeitbehandlung nicht aufrechtzuerhalten. Erfahrungsgemäß ist auch eine anhaltende Überführung der Arrhythmie in eine prognostisch nicht lebensbedrohliche Arrhythmieform ausreichend.

Eine Ausnahme davon machen ventrikuläre Extrasystolen auch niedriger Lown-Klassen in den ersten 3–5 Jahren nach dem Infarktereignis.

Literatur: [57, 66, 73]

Frage 7
Von welchen Faktoren sind die hämodynamischen Folgen einer Arrhythmie abhängig?

Die hämodynamischen Folgen einer Rhythmusstörung werden durch folgende Faktoren bestimmt:

1. Form der Arrhythmie, d. h. Höhe der Kammerfrequenz, Ablauf der Vorhofkammerkontraktion, Regelmäßigkeit der Diastolendauer.
2. Zustand des Myokards, d. h. Funktion des linken Ventrikels, Vorliegen eines Aneurysmas.
3. Zugrundeliegende Herzerkrankungen, wie z. B. koronare Herzkrankheit, durchgemachter Infarkt, dilatative Kardiomyopathie, Herzklappenfehler, Perikardfunktion.
4. Gesamtdauer der Arrhythmie.

Literatur: [5]

Frage 8
Wie ist im Hinblick auf die Hämodynamik bei Rhythmusstörungen die kritische Herzfrequenz zu definieren?

Als optimale Herzfrequenz ist eine Frequenz zu bezeichnen, bei der ein gegebenes Minutenvolumen mit der geringsten Herzarbeit transportiert wird.

Die obere Grenzfrequenz wird bei einer Frequenz erreicht, bei der das Herzminutenvolumen zu sinken beginnt, und die untere Grenzfrequenz bei einer solcher Frequenz, bei der das Schlagvolumen nicht mehr weiter ansteigen kann.

Diese Definition deckt sich mit dem Begriff der kritischen Herzfrequenz.

Literatur: [84]

Frage 9
Wie ist das Auftreten von Extrasystolen oder asystolischen Pausen nach Beseitigung einer Arrhythmie zu erklären?

Diese im EKG häufig zu beobachtende Erscheinung kann sowohl bei spontanem Sistieren als auch nach der Unterdrückung der Arrhythmie durch Gabe eines Antiarrhythmikums auftreten. Sie ist als Folge eines kurzfristigen Stabilisierungsvorgangs an den Membranen betroffener Myokardzellen und nicht als eine medikamentös induzierte Nebenwirkung zu deuten.

Oft werden asystolische Pausen nach Beseitigung einer supraventrikulären Tachykardie im Anfall vom Patienten als ein „Einhaken des Herzens" empfunden.

Literatur: [41, 77]

Frage 10
Welche Fragen sind zu Beginn einer Langzeitbehandlung mit Antiarrhythmika zu klären?

1. Ist die Unbedenklichkeit der gewählten Substanz für eine Langzeitbehandlung ausreichend gesichert?
2. Wie ist der Wirkungsmechanismus und was sind die Hauptangriffspunkte der gewählten Substanz?
3. Welche substanzspezifischen Nebenwirkungen sind zu beachten und wie ist ihre Häufigkeit?
4. Was sind die absoluten und relativen Kontraindikationen?
5. Was ist bei der Begleitmedikation zu berücksichtigen (Möglichkeit unerwünschter Interaktionen)?
6. Kann die kardiodepressorische Wirkung im vorliegenden Fall bedenklich sein?
7. Ist eine Blutdrucksenkung erwünscht oder unerwünscht?
8. Welches sind die Eliminationswege (kumulative Möglichkeiten)?
9. Besitzt die Substanz klinisch relevant wirksame Metaboliten?

Literatur: [6]

Frage 11
Welche Methoden sind zur Kontrolle des Therapieerfolgs bei Rhythmusstörungen angezeigt?

1. Anamnese und simultane Palpation und Auskultation,
2. Routine-EKG im Liegen und Stehen,
3. Belastungs-EKG,
4. Trommel-EKG im Liegen (bis zu 2 h),
5. bei seltenem Auftreten Pocket-EKG,
6. Langzeit-EKG oder Telemetrie bis zu 24 h.

Literatur: [6]

Frage 12
An welche Ursachen und kardiovaskulären Nebenwirkungen von Antiarrhythmika ist bei neu oder erstmals auftretenden Arrhythmien zunächst zu denken?

Zu den häufigsten akuten und chronischen Ursachen von Rhythmusstörungen zählen:
- akuter und subakuter Infarkt,
- instabile Angina pectoris,
- dekompensierte Herzinsuffizienz,
- Digitalisintoxikation,
- akute Myokarditis,
- chronische KHK,
- kongestive Kardiomyopathie,
- Herzklappenfehler,
- Stoffwechselstörungen.

Die Behandlung mit Antiarrhythmika birgt ohne Ausnahme Risiken, die der behandelnde Arzt kennen muß und die stets schon bei der Indikationsstellung zur antiarrhythmischen Therapie bedacht werden müssen.

Von den kardiovaskulären Nebenwirkungen sind besonders zu beachten:

1. die negativ chronotrope und dromotrope Wirkung, die zu Bradykardie oder atrioventrikulärem Block führen kann. Bei Antiarrhythmika der Klasse I ist besonders die Verzögerung der intraventrikuläen Leitung zu berücksichtigen, da beim Auftreten von Schenkelblockaden oder Schenkelblockkombinationen bislang kein zuverlässiges medikamentöses Antidot vorliegt;
2. die kardiodepressorische Wirkung, die mehr oder weniger allen Antiarrhythmika innewohnt und die bei reduzierter Ventrikelfunktion zum Tragen kommen kann und eine

Tabelle 1. Differentialtherapie bei ventrikulären Arrhythmien. Die Wahl eines Antiarrhythmikums wird durch kardiale und extrakardiale Faktoren (zu berücksichtigender Faktor) mitbestimmt. (Mod. nach Kalusche [45])

Zu berücksichtigender Faktor	Antiarrhythmikum Primär **nicht** indiziert	Zu bevorzugen	Besonderheiten
Sinusbradykardie	Amiodaron, Propafenon	Mexiletin, Tocainid	
SA-Block, Sinusarrest, AV-Block II und III			Elektrophysiologische Untersuchung vor antiarrhythmischer Einstellung ratsam; evtl. erst Schrittmacherimplantation
Bifaszikulärer Block	Aprindin, Disopyramid, Flecainid, Lorcainid, Prajmalin, Propafenon s. Besonderheiten	Amiodarone, Mexiletin, Tocainid	Einsatz möglich, wenn Einstellung unter stationären Bedingungen erfolgt; evtl. zuerst elektrophysiologische Untersuchung
Myokardiale Schädigung	Disopyramid	Amiodaron, Flecainid, Mexiletin, Prajmalin, Propafenon	
Niereninsuffizienz	Disopyramid, Tocainid s. Besonderheiten	Mexiletin, Prajmalin, Propafenon	Einsatz unter entsprechender Dosisreduktion möglich
Leberinsuffizienz (Leberzirrhose)	Aprindin, Mexiletin, Prajmalin, Propafenon	Disopyramid, Tocainid	

Dekompensation oder Verschlechterung der Ventrikelfunktion auszulösen vermag;
3. die Möglichkeit einer arrhythmogenen Wirkung;
4. die Möglichkeit eines zu starken Blutdruckabfalls.

Tabelle 1 faßt die wesentlichen Aspekte für den differenzierten Einsatz eines Antiarrhythmikums zusammen; Tagesdosis u. a. siehe Tabelle 2. Hierbei sind β-Blocker nicht berücksichtigt, da sie nicht im engeren Sinne des Wortes zu den Antiarrhythmika zählen, obwohl sie heute aus der Arrhythmietherapie nicht wegzudenken sind. Aufgeführt sind in alphabetischer Reihenfolge nur Antiarrhythmika, die für eine Langzeitbehandlung in Frage kommen.

Tabelle 2. Durchschnittliche Tagesdosis *(TD in mg)*, Eliminationshalbwertszeiten *($t_{1/2}\beta$)* und der überwiegende Ausscheidungsweg der aufgeführten Substanzen. (Mod. nach Kalusche [45])

Substanz	TD [mg]	$t_{1/2}\beta$	Überwiegender Eliminationsweg
Amiodarone	100– 400	Nicht genau bekannt (Wochen)	Leber
Disopyramid	400– 600	5– 8 h	Niere
Flecainid	200– 400	14–20 h	Leber/Niere
Lorcainid	200– 300	8 h	Leber/Niere
Mexiletin	500– 800	6–12 h	Leber
Prajmalium	30– 80	4 h	Leber
Propafenon	450– 900	6– 7 h	Leber
Tocainid	1200–1600	11–13 h	Leber/Niere

Frage 13
Was ist zu tun, wenn die paroxysmale supraventrikuläre Tachykardie bei WPW-Syndrom trotz medikamentöser Behandlung häufig rezidiviert?

Bei häufig rezidivierenden paroxysmalen supraventrikulären Tachykardien bei WPW-Syndrom (Wolff-Parkinson-White-Syndrom) ist das Wissen über den Ursprungsort der Tachykardie von entscheidender Bedeutung. Verschiedene Antiarrhythmika haben unterschiedliche Wirkungen auf die Erregungsleitungsgeschwindigkeit und Refraktärzeiten in verschiedenen Herzstrukturen. Die genaue Kenntnis über den Ausgangsort der Tachykardie sowie Kenntnisse über die elektrophysiologischen Eigenschaften von Antiarrhythmika auf Leitungsgeschwindigkeit und Refraktärzeit in den Bahnen eines Reentrykreises erleichtern erheblich die Auswahl einer bestimmten Substanz. Darüber hinaus erlauben sie zu verstehen, warum Antiarrhythmika sowohl eine Arrhythmie unterdrücken als auch auslösen können. Erst durch elektrophysiologische Untersuchungen kann festgestellt werden, wie die Tachykardie ausgelöst und wie sie beendet wird; erst dann kann entschieden werden, ob eine gezielte medikamentöse Behandlung (Mono- oder Kombinationstherapie), das Einsetzen eines antitachykarden Schrittmachers oder die Ablatio der normalen AV-Bahn indiziert sind.

Literatur: [18]

Frage 14
Welche Antiarrhythmika eignen sich am besten zur Behandlung von Rhythmusstörungen bei Präexzitationssyndromen (WPW-, LGL-Syndrom)?

Grundsätzlich eignen sich Substanzen, die neben einer Hemmung der anterograden Erregungsleitung im AV-Knoten auch die akzessorische Leitungsbahn ausreichend verzögern oder blockieren.

Zahlreiche Untersuchungen haben gezeigt, daß die klassischen Substanzen der Klasse Ia und Ib, wie Chinidin, Procainamid, Disopyramid und Lidocain, keine zuverlässige Wirkung auf die akzessorischen Leitungsbahnen haben, da sie nicht imstande sind, die am häufigsten vorliegende *kurze* Refraktärzeit der akzessorischen Leitungsbahn zu verlängern.

Bewährt haben sich beim WPW-Syndrom mit oder ohne Vorhofflimmern neuere Substanzen der Klasse Ic, wie Propafenon, Flecainid und Lorcainid, die auch zu einer Verlängerung von Refraktärzeiten unter 270 ms führen können. Darüber hinaus zeichnen sich diese Substanzen dadurch aus, daß sie auf alle Teile des Makroreentrykreises, d.h. Vorhof, AV-Knoten, Ventrikel und akzessorische Leitungsbahn, wirken.

Von einem positiven Einfluß auf Rhythmusstörungen bei WPW-Syndrom wurde auch nach der Gabe von Amiodaron berichtet. Für akute Fälle eignet sich jedoch Amiodaron nicht, da die volle Wirksamkeit erst nach 12–32 Tagen erreicht wird.

Literatur: [16, 20, 40, 42, 63 (S. 131), 103]

Frage 15
Auf welche Besonderheiten muß man in der Arrhythmietherapie bei Patienten im fortgeschrittenen Alter achten?

Bei älteren Patienten findet man 2 pathophysiologische Besonderheiten, die für die Geriatrie charakteristisch sind: eingeschränkte Adaptationsfähigkeit und veränderte Homöostase, die sich auf alle Organsysteme beziehen lassen, insbesondere was die Regelung des Kreislaufs, der pH-Werte und des Elektrolythaushalts betrifft. Auch Änderungen der Hämodynamik können ernste Komplikationen zur Folge haben. Die Ursache liegt in den mehr oder weniger sklerosierten Gefäßen einerseits und der gestörten Mikrozirkulation sowie dem reduzierten Zellmetabolismus mit gestörter Zellfunktion andererseits. Darüber hinaus können Abbau und Elimination von Substanzen verzögert sein und bei Nichtberücksichtigung der Tagesdosen zu kumulativen Effekten bzw. Überdosierungserscheinungen führen.

Daher scheint es unabdingbar, daß man die pharmakodynamischen und pharmakokinetischen Eigenschaften von Antiarrhythmika, die man anwendet, gut kennt sowie über mögliche Wechselwirkungen mit anderen Medikamenten, die in der Geriatrie oft verordnet werden, Bescheid weiß.

Auch in der Behandlung alter Patienten mit Antiarrhythmika gilt das Postulat: so wenig wie möglich – so viel wie gerade erforderlich!

Literatur: [54]

Frage 16
Welche Bedeutung fällt in der Therapieüberwachung den Bestimmungen der Plasmaspiegel von Antiarrhythmika zu?

Bestimmungen der Konzentrationen von Antiarrhythmika im Plasma sind von geringem Nutzen, wenn die Wirkung des Medikaments selbst feststellbar ist. Besonders für Antiarrhythmika gilt, daß Spiegelbestimmungen in der Akutbehandlung nutzlos sind. Darüber hinaus weisen Eliminationshalbwertszeiten von Antiarrhythmika oft starke Schwankungen der Konzentrationen auf, die keine signifikanten Korrelationen mit der therapeutisch erwünschten Wirksamkeit oder dem Auftreten unerwünschter Nebenwirkungen zeigen.

Einen Vorteil haben Antiarrhythmika, z. B. der Klasse Ic, die bei höheren Dosen eine gute Korrelation zwischen der Höhe der verabreichten Dosis und Veränderungen im Oberflächen-EKG (PQ-Zeit, QRS-Dauer, QT-Dauer) aufweisen, was die Ermittlung der individuellen therapeutisch wirksamen Dosis erleichtert und Überdosierungen weitgehend vermeidet.

Plasmaspiegelbestimmungen können sinnvoll sein, wenn keine direkten Wirkungen objektivierbar sind, die Pharmakokinetik gestört ist oder der Verdacht auf eine Überdosierung bzw. Intoxikation vorliegt.

Hilfreich können Plasmaspiegelbestimmungen sein bei der

- Ermittlung einer erhöhten Empfindlichkeit oder Resistenz gegenüber dem Medikament (Prüfung der Medikamententoleranz);
- Korrelation von Symptomen, die Nebenwirkungen vermuten lassen;
- Suche nach Interaktionen mit anderen Medikamenten.

Zur Kontrolle der Patientencompliance in Einzelfällen sind die Methoden zur Durchführung exakter Plasmaspiegel zu kostspielig. Ihre Anwendung kann bei der Durchführung von klinischen Langzeitstudien zur Beurteilung und Profilierung einer Substanz sinnvoll sein.

Literatur: [9, 64 (S. 113)]

Frage 17
Können Antiarrhythmika in der Schwangerschaft angewendet werden?

Bei herzgesunden Frauen ist eine Behandlung in der Regel nicht erforderlich, da in solchen Fällen die vorliegenden Arrhythmien keine schlechte Prognose haben. Die Therapie besteht in der Aufklärung der Mutter über die Harmlosigkeit bzw. Ungefährlichkeit ihrer subjektiven Beschwerden. Bei organischer Schädigung des Myokards ist die Abschätzung der prognostischen Bedeutung der Arrhythmie entscheidend. Unmittelbar das Leben der Mutter bedrohende Rhythmusstörungen sind unbedingt behandlungsbedürftig. Für das ungeborene Kind liegt die Gefahr nicht in der Arrhythmie der Mutter, sondern in der Ursache der Rhythmusstörung, die möglichst rasch zu beseitigen ist. Eine Ausnahme davon machen extrem niedrige Bradykardien oder hochfrequente Tachykardien, die gegebenenfalls zur Mangeldurchblutung wichtiger Organe des Kindes führen können.

Literatur: [29]

Frage 18
Welche Risiken sind in der Arrhythmietherapie vermeidbar?

Typische vermeidbare Risiken sind:
1. Fehldiagnosen
   - Verkennung des Grundleidens (z. B. Hyperthyreose, Hypokaliämie, Schrittmacherfunktionsstörung),
   - Differentialdiagnose ventrikuläre vs. supraventrikuläre Extrasystolie bzw. Tachykardie,
   - Differentialdiagnose tachysystolisches Vorhofflimmern vs. Reentrytachykardie (WPW).
2. Nichtbeachtung von absoluten und relativen Kontraindikationen
   - Sinusknotensyndrom (betrifft alle Antiarrhythmika),
   - obstruktive Lungenerkrankungen (β-Rezeptorenblocker),
   - Prostatahypertrophie (Disopyramid),
   - Blutbildschädigung (Procainamid, Ajmalin, Ajmalinbitartrat, Phenytoin, Chinidin, Propranolol, Lidocain, Disopyramid, Aprindin u. a.),
   - Präexzitationssyndrom (Digitalis),
   - Niereninsuffizienz (β-Blocker, Chinidin, Disopyramid, Glykoside, Procainamid),
   - QT-Syndrom,
   - Schwangerschaft (Spartein).
3. Vernachlässigung von Nebenwirkungen
4. Grundsätzlich unerlaubte Kombinationen von Antiarrhythmika
   - Substanzen der gleichen Klasse (z. B. Chinidin mit Disopyramid oder Aprindin),
   - Klasse Ia mit Klasse Ic (z. b. Chinidin oder Disopyramid mit Propafenon),
   - Klasse Ia mit Klasse III (Chinidin und Amiodaron),
   - Klasse IV mit Klasse II (z. B. Diltiazem mit β-Blocker).

Literatur: mod. nach [64 (S. 116)]

Frage 19
Welche Risiken sind in der Arrhythmietherapie *unvermeidbar?*

Wenn auch gewisse Möglichkeiten bestehen, das Behandlungsergebnis oder das Auftreten von unerwünschten Wirkungen abzuschätzen, hat die Behandlung von Arrhythmien vorwiegend empirischen Charakter.

Als unvermeidbar sind folgende Risiken anzusehen:

1. Unzureichende eigene Erfahrungen in der Arrhythmietherapie oder mit dem Medikament, das man anwendet,
2. Ineffizienz der antiarrhythmischen Therapie,
3. Auftreten von Nebenwirkungen im therapeutischen Dosisbereich oder bislang unbekannte Nebenwirkungen,
4. Aggravation der Rhythmusstörung bei Anwendung therapeutischer Tagesdosen,
5. Auftreten unbekannter Interaktionen mit anderen Medikamenten.

Literatur: [64 (S. 115)]

Frage 20
Wenn der Patient mit Rhythmusstörungen über subjektive Beschwerden klagt, aber klinische Befunde einer organischen Myokarderkrankung fehlen, was ist dann zu tun?

Wichtig ist in solchen Fällen eine gezielte Anamnese v. a. der Lebensweise und Lebensumstände sowie der Konsumgewohnheiten des Patienten. Wenn der Patient das Einsetzen von Extrasystolen oder Palpitationen spürt, ist eine individuelle Psychotherapie angezeigt. Der Patient ist zu beruhigen und von der Harmlosigkeit seiner Beschwerden zu überzeugen. Man kann ihm ruhig mitteilen, daß der Einsatz von Antiarrhythmika nicht ungefährlich und in seinem Fall nicht angezeigt ist. Da die symptomatische Belästigung des Patienten häufig auch in Ruhepausen, z. B. beim Zubettgehen, ausgeprägt ist, kann die vorübergehende Verordnung eines Beruhigungs- oder Schlafmittels sinnvoll sein.

Literatur: [45]

Frage 21
Welche bradykarden Rhythmusstörungen können in der akuten Infarktphase auftreten und welche Pathomechanismen liegen ihnen zugrunde?

Hier sind die Sinusbradykardie und AV-Blockierungen zu nennen. Die *Sinusbradykardie* ist in der Regel nicht schwerwiegend und daher meist nicht behandlungsbedürftig. Sie tritt am häufigsten in den ersten Stunden beim Hinterwandinfarkt auf. Als Entstehungsmechanismus wird ein Vagusreflex angenommen. Durch die Wiederherstellung des Koronarflusses kann der Vagusreflex verstärkt werden und eine Behandlung mit Atropin, gegebenenfalls Orciprenalin, ist angezeigt; desgleichen, wenn Zeichen einer reduzierten Durchblutung der Peripherie auftreten.

AV-Blockierungen entstehen je nach der Lokalisation des Infarktes durch verschiedene Mechanismen.

Beim *Hinterwandinfarkt* kann ein AV-Block als Folge eines Vagusreflexes und/oder einer Ischämie des AV-Knotens entstehen. Auch bei AV-Blockierungen kann nach Wiederherstellung des Koronarflusses gelegentlich die Auswirkung des Vagusreflexes verstärkt sein. In solchen Fällen spricht man von einer Reperfusionsarrhythmie. Die Blockierung der Erregungsleitung vollzieht sich allmählich von einer PQ-Verlängerung über einen AV-Block II. Grades bis zum AV-Block III. Grades. AV-Blockierungen beim Hinterwandinfarkt sind stets reversibel und haben daher eine gute Prognose. Bei hochgradiger Blockierung ist Elektrostimulation die Therapie der Wahl. Bis zum Zeitpunkt der Plazierung der Elektrode ist die Gabe von Atropin oder Orciprenalin indiziert.

Im Gegensatz zum Hinterwandinfarkt ist eine hochgradige Blockierung beim *Vorderwandinfarkt* stets Folge einer organischen Schädigung des Leitungssystems meist in Form einer massiven Nekrose, die das AV-Gewebe umfaßt und zur totalen Blockierung der atrioventrikulären Erregungsüberleitung führt (AV-Block III. Grades).

Besonders gefährdet sind Patienten mit unterschiedlichen einzelnen oder kombinierten Störungen der intraventrikulären Erregungsleitung, die als eine Indikation zur prophylaktischen Elektrostimulation des Herzens in der akuten Infarktphase anzusehen sind.

Die Prognose solcher Patienten ist schlecht. Wenn sie den Infarkt überleben, ist die Implantation eines permanenten Schrittmachers erforderlich.

Literatur: [74, 79, 100]

> **Frage 22**
> Welches Fazit ergibt sich aus der Vielzahl der heute verfügbaren therapeutischen Möglichkeiten für die alltägliche Praxis?

Eine antiarrhythmische Behandlung ist bei Patienten mit folgenden Rhythmusstörungen angezeigt:
1. maligne ventrikuläre Arrhythmien,
2. WPW-Syndrom mit Vorhofflimmern oder mehr als einer akzessorischen Leitungsbahn,
3. rezidivierende paroxysmale supraventrikuläre Tachykardien,
4. rezidivierendes paroxysmales Vorhofflimmern.

Patienten mit malignen ventrikulären Arrhythmien tragen ein hohes Risiko, am plötzlichen Herztod zu sterben. Sie weisen häufig Präsynkopen oder Synkopen auf oder mußten bereits schon reanimiert werden. Bei ca. 80 % dieser Patienten liegt eine koronare Herzkrankheit, bei den übrigen 20 % eine Kardiomyopathie oder ein Herzklappenfehler vor. Im EKG finden sich sehr häufig Zeichen eines alten Myokardinfarkts, einer Hypertonie oder beides. Die Funktion des linken Ventrikels ist meist reduziert. Während der Synkopen zeigt das EKG häufig eine ventrikuläre Tachykardie oder Kammerflimmern.

Ziel einer medikamentösen Therapie ist es, maligne ventrikuläre Arrhythmien zu unterdrücken. Graboys et al. fanden bei solchen Patienten, die erfolgreich behandelt wurden, nach 3 Jahren eine Mortalitätsrate von 14 % im Vergleich zu einer Mortalität von 84 % bei Therapieversagern.

Daher besteht heute ein enger Konsens darüber, daß maligne Arrhythmien nicht empirisch, sondern konsequent behandelt werden müssen.

Literatur: [37, 101]

Frage 23
Welche Rhythmusstörungen können im Kindesalter auftreten?

Alle Rhythmusstörungen, die bei Erwachsenen beobachtet werden, können schon im Kindesalter, ja sogar schon beim Fetus auftreten. Allerdings bestehen Unterschiede hinsichtlich der Häufigkeit bestimmter Arrhythmien, des klinischen Bildes und der Prognose.

Die Häufigkeit der Rhythmusstörungen liegt in der Neugeborenenperiode am höchsten (s. Abb. 1).

Bei Frühgeborenen sieht man noch häufiger Rhythmusstörungen als bei reifen Neugeborenen. Bei der Geschlechtsverteilung überwiegt das männliche Geschlecht mit etwa 65%, was eine Reihe von Autoren bestätigt.

Als mögliche Ursachen frühkindlicher Rhythmusstörungen werden angenommen:

1. strukturelle und funktionelle Unreife des Erregungsleitungssystems,
2. altersabhängige Reaktionsbereitschaft der Herzfrequenz und des Herzrhythmus auf viszerovagale Reize,
3. Hyperkaliämie, Hyperkalzämie, Azidose, Anoxie,
4. Adrenalinüberschuß bei mütterlichem Streß,
5. Infektionen der Mutter während der Gravidität (Myokarditis!),
6. Fallot-Anomalien bzw. angeborene Herzfehler.

In etwa 50% der Fälle kann kein pathogenetischer Faktor für die kindlichen Rhythmusstörungen gefunden werden.

Literatur: [35, 68]

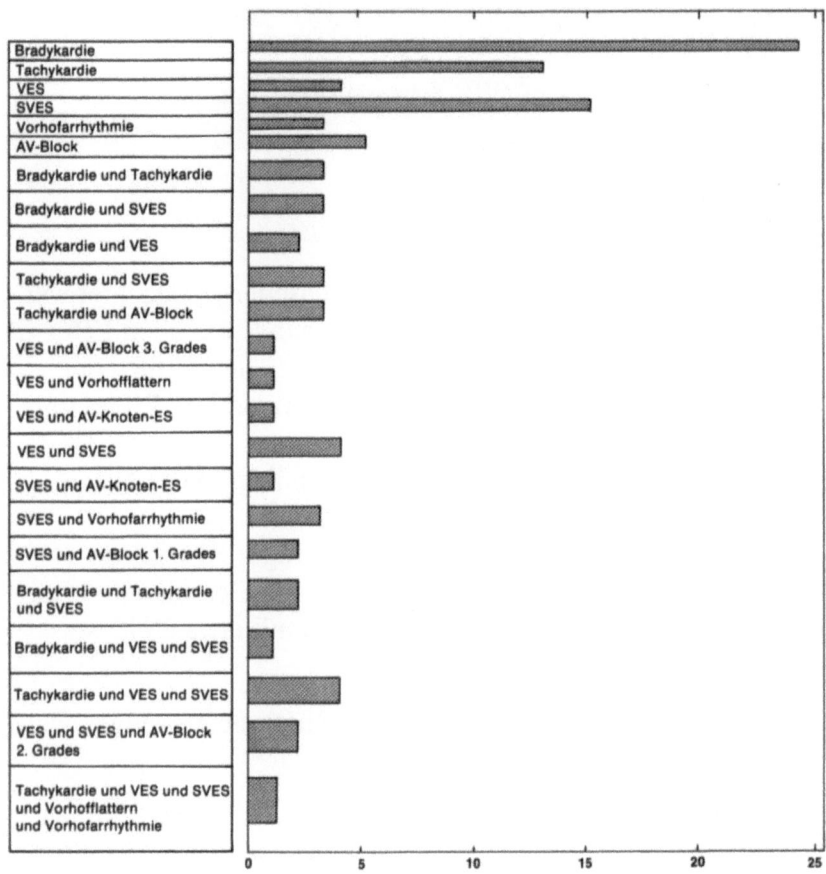

Abb. 1. Häufigkeit verschiedener Herzrhythmusstörungen und ihrer Kombination bei Neugeborenen (n = 101)

Frage 24
Welche Therapiegrundsätze sind beim heutigen Spektrum von Antiarrhythmika für den niedergelassenen Arzt von Bedeutung?

Unter Verzicht auf pathogenetische, elektrophysiologische und pharmakodynamische Erörterungen erscheinen folgende Richtlinien für eine möglichst rationale Therapie tachykarder und bradykarder Rhythmusstörungen sinnvoll:

1. Nicht eine Arrhythmie, sondern *ein Patient mit einer Arrhythmie* ist zu behandeln. Dies setzt eine umfassende Diagnose voraus, z. B. Kenntnisse über das Grundleiden und eventuelle Begleiterkrankungen, die Lebensumstände des Patienten sowie die psychologischen und hämodynamischen Auswirkungen einer Rhythmusstörung auf den Patienten. Häufig kann dann auf eine Pharmakotherapie verzichtet werden, oder aber es ist ein rasches, aggressives Eingreifen erforderlich.
2. Abschätzung der Nutzen-Risiko-Relation, denn eine antiarrhythmische Therapie ist immer ein *Bilanzproblem*. Die Bilanzüberlegungen setzen solide Kenntnisse über die Pharmakodynamik und Pharmakokinetik einer Substanz und möglichst ausreichende eigene Erfahrungen in der Arrhythmietherapie voraus.
3. Nicht weniger wichtig als die Pharmakotherapie ist das Ausschalten aggravierender Faktoren, v. a. von Nikotin- und Alkoholgenuß. Auch auf den Koffeingenuß soll möglichst verzichtet oder der Konsum auf das Minimum reduziert werden.
4. Das ideale Antiarrhythmikum existiert nicht.
Man soll nur wenige (2-3) bewährte Substanzen wählen und durch Ausschöpfung der erlaubten vollen therapeutischen

Tagesdosen einen voreiligen Medikamentenwechsel vermeiden.
Kombinationen sind ein zweischneidiges Schwert, denn man kann durch Reduzierung der Tagesdosis von 2 Substanzen einen therapeutischen Erfolg erzielen, der mit hochdosierter Monotherapie wegen Nebenwirkungen oder schwacher Wirksamkeit nicht zu erreichen war, aber die erwünschten additiven Effekte können auch zu Nebenwirkungen führen, die bei hochdosierter Monotherapie nicht auftreten.
Die Kombination von mehr als 2 Substanzen ist unberechenbar und daher wenig sinnvoll.
5. Eine adäquate Oxygenierung des Patienten darf trotz vordringlicher kardialer Probleme nicht vergessen werden.
6. Die Behandlung von bradykarden Rhythmusstörungen ist heute meist nur eine Überbrückungsmaßnahme, da für eine Langzeitbehandlung fast immer nur die Schrittmachertherapie geeignet ist.

Literatur: [69]

> **Frage 25**
> Können Antiarrhythmika bei Patienten mit einer erheblich reduzierten Ejektionsfraktion (unter 40%) verabreicht werden?

Da alle Antiarrhythmika einen mehr oder weniger vergleichbaren negativ inotropen Effekt aufweisen, muß in solchen Fällen zum einen das gesamte klinische Bild des Patienten berücksichtigt, zum anderen müssen die Aussichten auf einen therapeutischen Erfolg erwogen werden, denn eine unerwünschte starke kardiodepressorische Wirkung kann bei allen Antiarrhythmika auftreten, besonders wenn es nicht gelingt, die Arrhythmie vollständig zu unterdrücken oder in eine Form zu überführen, die keine relevanten hämodynamischen Folgen nach sich zieht.

Die erfolgreiche Beseitigung einer hämodynamisch ungünstigen Arrhythmie kann über eine Normalisierung des Herzminutenvolumens und der Blutdruckwerte zu einer Verbesserung der Ejektionsfraktion und der gesamten Kreislaufsituation führen. Einen entscheidenden Vorteil haben hier hochwirksame Antiarrhythmika mit breitem Wirkungsspektrum infolge einer Vielzahl antiarrhythmischer Effekte, da unter Praxisbedingungen weder der Ursprung noch der Entstehungsmechanismus einer Arrhythmie im EKG feststellbar sind. Zur Zeit zählen Antiarrhythmika der Klasse Ic zu den wirksamsten Substanzen, wobei dem Propafenon im Vergleich zur Wirksamkeit von vielen Autoren eine gute Verträglichkeit bescheinigt wird. So konnten Brodsky et al. [17] nach vollständiger Unterdrückung komplexer ventrikulärer Extrasystolen mit Propafenon bei Patienten mit erheblich reduzierter Ejektionsfraktion eine Verbesserung bis zu 10% feststellen.

Literatur: [1, 3, 4, 14, 17, 23, 30, 71, 78, 80, 90, 91, 98, 104]

Frage 26
Welche Antiarrhythmika eignen sich in der posthospitalen Nachbehandlungsphase bei Patienten mit durchgemachtem Herzinfarkt?

Im Hinblick auf den plötzlichen Herztod muß heute eine prophylaktische Gabe von β-Rezeptorenblockern empfohlen werden, obwohl sie nicht zu den Antiarrhythmika im engeren Sinne zählen.

Neuere Studien an großen Patientenzahlen weisen eindeutig nach, daß mit β-Blockern nachbehandelte Patienten nach 1–2 Jahren um ca. 50% weniger Todesfälle als mit Placebo behandelte Patienten aufwiesen. Das gilt insbesondere für Patienten mit überstandenem Vorderwandinfarkt.

Die Behandlung mit β-Blockern wird eingeschränkt, wenn eine Sinusbradykardie, ein Sinusknotensyndrom, AV-Überleitungsstörungen, eine unzureichend kompensierte Herzinsuffizienz oder obstruktive Erkrankungen der Atemwege vorliegen oder wenn Spasmen durch Bronchospasmolytika nicht zu beherrschen sind. Möglicherweise sind hier auch neuere Antiarrhythmika der Klasse Ic gleich wirksam. Beim Auftreten von ventrikulären Arrhythmien ist die zusätzliche Gabe von Propafenon oder Mexiletin zu empfehlen, da sie einerseits gleichzeitig mit β-Blockern verabreicht werden können und andererseits eine geringere Rate kardialer Nebenwirkungen aufweisen.

Literatur: [94]

Frage 27
Gibt es eine erfolgversprechende medikamentöse Prävention des Kammerflimmerns während der akuten Phase des Herzinfarktes?

Nach Eintritt einer schweren regionalen Ischämie können beim akuten Myokardinfarkt 2 Phasen hoher arrhythmischer Aktivität mit häufigem Kammerflimmern beobachtet werden. Sie treten 2–10 min oder 15–20 min nach Verschluß ein und werden als Phasen I a und I b bezeichnet. Solche Kammerarrhythmien werden als Hauptursache des plötzlichen Herztods bei akuter Myokardischämie mit oder ohne Infarkt angesehen. Eine antifibrillatorische Prophylaxe ist wegen der Häufigkeit des plötzlichen Herztods (in der Bundesrepublik Deutschland ca. 70 000 Fälle jährlich) von größter Bedeutung.

Da die Effektivität therapeutischer Maßnahmen bei akutem Infarkt und Syndrom des plötzlichen Herztods klinisch nicht ausreichend geprüft werden kann, ist man auf tierexperimentelle Untersuchungsergebnisse angewiesen.

Aufgrund seiner elektrophysiologischen Eigenschaften bei Verletzungsströmen, wie sie bei akuter Ischämie auftreten, wurde die antifibrillatorische Wirkung des Kalziumantagonisten Verapamil an 30 narkotisierten und künstlich beatmeten Hunden bei Auftreten von Spontanarrhythmien und Kammerflimmern vor und nach Koronarokklusion geprüft. Verapamil zeigte eine deutliche prophylaktische Wirkung, indem es die Häufigkeit von Spontanarrhythmien und Kammerflimmern beträchtlich verringerte und in der Phase I a sogar vollständig verhinderte. Die Kammerflimmerschwelle und damit die Flimmerbereitschaft wurde durch Elektrostimulation signifikant reduziert.

Damit zeigte Verapamil bei akutem Myokardinfarkt einen entscheidenden Unterschied gegenüber den Effekten von β-Blockern, die zu keiner Verminderung der Kammerirritabilität bzw. -instabilität führten, sondern in Einzelfällen sogar eine Aggravation der Arrhythmie auslösten.

Literatur: [7]

Frage 28
Was ist zu tun, wenn Schrittmacherträger über Symptome einer zerebralen Mangeldurchblutung klagen?

Wenn Patienten nach erfolgter Implantation eines Schrittmachers erneut über Symptome einer zerebralen Minderdurchblutung (meist Synkopen) klagen, so ist die Aufzeichnung eines 24-h-Langzeit-EKG angezeigt. Aus der zeitlichen Beziehung zwischen Schrittmachersignal und Vorhof-/Kammerantwort können Rückschlüsse gezogen werden, ob ein Sensingdefekt oder ein Exitblock vorliegt. Einen Fortschritt stellt für solche Fälle ein computerunterstützendes System dar, das eine weitere Differenzierung von Schrittmacherfehlerfunktionen erlaubt.

Ein Exitblock kann auch bei der Behandlung von Rhythmusstörungen bei Schrittmacherträgern nach der Gabe hoher Dosen von Antiarrhythmika induziert werden, die imstande sind, als Folge ihrer antiarrhythmischen Effekte die myokardiale Reizschwelle und Flimmerschwelle anzuheben.

Literatur: [31, 49, 55]

Frage 29
Welche klinisch-symptomatischen Unterschiede bestehen zwischen Synkopen und Präsynkopen?

Unter dem Begriff Synkope werden vorübergehende Episoden mit plötzlicher und kurz anhaltender Bewußtlosigkeit zusammengefaßt, die häufig infolge einer unterschiedlich bedingten zerebralen Mangeldurchblutung auftreten.

Etwa 30 % aller gesunden Erwachsenen können anscheinend über mindestens eine Episode mit kurzfristiger Bewußtlosigkeit berichten. Nach dem 60. Lebensjahr nimmt die Häufigkeit der Synkopen deutlich zu.

Unter Präsynkopen werden Zustände mit fließenden Übergängen zur Synkope zusammengefaßt. Dazu zählen unterschiedlich ausgeprägte Einschränkungen des Bewußtseins, Benommenheit, Schwindelgefühl, Gähnen, Übelkeit und plötzlicher Schweißausbruch.

Literatur: [86]

Frage 30
Was sind die Ursachen kardiovaskulär bedingter Synkopen?

Aufgrund elektrophysiologischer Befunde können als mögliche Indikatoren von Synkopen angesehen werden:

- längere Sinuspausen während oder im Anschluß an die Sinusknotenerholungszeit,
- AV- und Intra-His-Blockierungen,
- intraventrikuläre Leitungsverzögerung mit einem HV-Intervall von mehr als 70–80 ms,
- anhaltende *symptomatische* supraventrikuläre Tachykardien mit einem systolischen Blutdruckabfall unter 90 mmHg,
- anhaltende ventrikuläre Tachykardien. Die Frage, ob nicht anhaltende *asymptomatische* Tachykardien von 10–20 Schlägen Synkopen auslösen können, steht noch offen,
- akuter Streß beim Vorliegen eines QT-Syndroms,
- Pharmaka (Antiarrhythmika, β-Blocker, Digitalis, trizyklische Antidepressiva).

Die zuverlässigsten Methoden zur Abklärung von kardialen Synkopen sind:

1. Anamnese,
2. klinische Untersuchung,
3. Ruhe-EKG in ca. 25% der Fälle,
4. 24-h-Langzeit-EKG in ca. 75% der Fälle.

Literatur: [86]

Frage 31
Welche Ursachen können zu einer Verlängerung der QT-Zeit führen?

Neben dem von Jervell und Lange-Nielsen als biologisches Modell eines neurogen induzierten plötzlichen Herztods beschriebenen hereditären QT-Syndrom sowie dem Roman-Ward-Syndrom können QT-Verlängerungen in folgenden Fällen auftreten:
- akuter Myokardinfarkt,
- bei Koronarpatienten, die Kammerflimmern überlebt haben,
- Erkrankungen des Zentralnervensystems,
- Mitralklappenprolapssyndrom,
- Digitalisintoxikation,
- Chinidinüberdosierung,
- nach Gabe trizyklischer Antidepressiva.

Je länger die QT-Zeit ist, um so größer ist die Gefahr des plötzlichen Herztods.

Aufgrund experimenteller, aber auch klinischer Befunde ist als wahrscheinliche Ursache eine inhomogene, asymmetrische sympathische Innervation des Herzens anzusehen, insbesondere bei einer Debalance zwischen rechter und linker sympathischer Efferenz. So kann z. B. eine Veränderung der T-Welle, die beim QT-Syndrom während Streßsituationen auftritt und den Anfällen von Kammertachykardien oder -flimmern vorausgeht, durch asymmetrische sympathische Stimulation reproduziert werden. Die Normalisierung der QT-Zeit und die Verhinderung wiederholter Synkopen bei Kammerflimmern durch operative Ausschaltung des linken Ganglion stellatum oder Gabe von β-Blockern sind weitere Hinweise, die dafür sprechen, daß der Sympathikus beim QT-Syndrom für die Auslösung von Anfällen eine große Rolle spielt.

Literatur: [24, 56, 82, 106]

Frage 32
Ist die Häufigkeit des Auftretens von ventrikulären Extrasystolen (VES) bei Herzgesunden bekannt?

Nach Literaturangaben schwankt die Häufigkeit von VES bei Herzgesunden zwischen 15 und 75%. Sie steigt mit zunehmendem Alter an: Als obere Grenze des Normbereichs werden bei Herzgesunden 100 VES/24 h vorgeschlagen.

Komplexe tachykarde Arrhythmien wurden bei 31- bis 62jährigen Herzgesunden bei bis zu 7% der Untersuchten beobachtet. Bei Personen zwischen 50 und 59 Jahren konnten komplexe Arrhythmien bei bis zu 17% der Untersuchten im 24-h-Langzeit-EKG festgestellt werden.

Der Nachweis von VES bei Personen ohne eine Herzerkrankung hat einerseits keine eigenständige prognostische Bedeutung für das Auftreten des plötzlichen Herztods, andererseits sind Fälle eines plötzlichen Herztods bei Herzgesunden mit höhergradigen Arrhythmien mitgeteilt worden.

Literatur: [21, 50, 51, 57a, 83, 93]

Frage 33
Welche Vorteile bieten dem kardiologisch interessierten niedergelassenen Arzt Kenntnisse über die Elektrophysiologie von Rhythmusstörungen und Antiarrhythmika?

Kenntnisse über die Vielfältigkeit elektrophysiologischer Entstehungsmechanismen von Rhythmusstörungen und Mechanismen, die eine Arrhythmie aufrechterhalten oder spontan beenden, erleichtern dem versierten Arzt weitgehend die richtige Wahl des Antiarrhythmikums oder, falls erforderlich, der geeigneten Kombination von Antiarrhythmika.

Die Einsicht in die Elektropathologie von Rhythmusstörungen läßt den Therapeuten besser verstehen, weshalb Antiarrhythmika, die sich in der Arrhythmietherapie besonders bewährt haben, plötzlich versagen können und warum Antiarrhythmika, die in der Literatur als gut verträglich bezeichnet werden, zu paradoxen Effekten, wie z. B. zur Verschlechterung der behandelten Arrhythmie oder Induzierung einer anderen Rhythmusstörung führen können.

Gerade auf die Elektropathologie von Arrhythmien bei Patienten mit organischer Myokardschädigung müssen die unterschiedlichen Behandlungsergebnisse bezüglich der Wirksamkeit und Verträglichkeit der Antiarrhythmika zurückgeführt werden, denn Antiarrhythmika ändern ihre pharmakodynamischen Eigenschaften nicht; vielmehr haben sich die Elektrophysiologie und die Hämodynamik organisch geschädigter Myokardfasern geändert und bilden die Grundlage für die vielfältigen Arrhythmiemechanismen, ihre klinische Relevanz und Behandlungsbedürftigkeit und für die Mißerfolge in der Arrhythmietherapie. Bei dieser Betrachtungsweise kann man auch verstehen, weshalb es kein „ideales" Antiarrhythmikum gibt und vermutlich auch nicht geben kann.

> **Frage 34**
> Welche Effekte sind im Rahmen der elektrophysiologischen Eigenschaften verschiedener Antiarrhythmika von therapeutischer Bedeutung, d. h. unmittelbar an der Beseitigung von Arrhythmien beteiligt?

Bei der Unterdrückung oder vollständigen Beseitigung tachykarder Rhythmusstörungen, die infolge der 2 Grundmechanismen (fokale Impulsbildung und kreisende Erregung) entstehen, spielen folgende Effekte eine Rolle:

1. *Verlangsamung der Anstiegsgeschwindigkeit des Aktionspotentials*
   Dieser Effekt steht in enger Beziehung zur Verlangsamung der Erregungsleitung und kann eine kreisende Erregung durch Überführung des Einwegblocks in eine totale Blockierung der Leitung unterbrechen.
2. *Verminderung der Erregbarkeit*
   Sie kann durch Anhebung der myokardialen Reizschwelle erreicht werden, so daß um die Ektopie mit geringer Energie ein Austrittsblock entsteht.
3. *Verlängerung der effektiven Refraktärzeit*
   Die Verlängerung der effektiven Refraktärzeit ist für die Aufhebung von vorzeitig einfallenden Impulsen und Tachykardien von Bedeutung.
4. *Verkürzung der relativen Refraktärzeit*
   Eine Verkürzung der Refraktärzeit bedeutet Abkürzung eines gefährlichen Intervalls. Die fortgeleiteten vorzeitigen Impulse können erst bei einem höheren Ausgangspotential auftreten und verhindern damit die Voraussetzung zur Entstehung einer Einwegblockierung oder einer kreisenden Erregung.
5. *Unterdrückung der ektopen Automatie*
   Sie wird durch eine Verlangsamung der spontanen diastoli-

schen Depolarisation und/oder Anhebung der Reizschwelle erzielt. Dieser Effekt ist bei latenter Automatie von Bedeutung.

6. *Beschleunigung der Erregungsleitung*
Die Beschleunigung der Erregungsleitung kann einen Einwegblock und damit die Aktivierung eines Reentrykreises aufheben.

7. *Homogenisierung der Leitungsgeschwindigkeit bzw. der Refraktärität*
Durch Beeinflussung der Leitungsgeschwindigkeit bzw. Refraktärität wird die Inhomogenität, d. h. ungleiche Leitungsgeschwindigkeit oder ungleiche Refraktärzeiten in benachbarten Fasern, die eine Aktivierung von Reentrymechanismen oder Flimmern begünstigen, ausgeglichen.

8. *Unterdrückung von Spätpotentialen (Nachdepolarisationen)*
Nachpotentiale sind oszillierende Nachschwankungen des Aktionspotentials, die das Schwellenpotential erreichen und dadurch eine Nachdepolarisation auslösen können. Spätpotentiale scheinen für verschiedene digitalisinduzierte Arrhythmien verantwortlich zu sein. Sie wurden aber auch bei Hyperkaliämie und bei Patienten mit durchgemachtem oder akutem Infarkt registriert.

9. *Erhöhung der Flimmerschwelle*
Die Flimmerschwelle des Myokards kann durch elektrisch ausgelöstes Kammerflimmern bestimmt werden. Eine Erhöhung der Flimmerschwelle senkt die Bereitschaft des Myokards zum Flimmern.

Die Wirksamkeit eines Antiarrhythmikums korreliert mit der Zahl seiner antiarrhythmisch wirksamen Effekte! Die Tauglichkeit einer antiarrhythmisch wirksamen Substanz darf nicht an einer einzigen Eigenschaft gemessen werden.

Literatur: [47]

Frage 35
Welche Mechanismen liegen hochfrequenten Arrhythmien am häufigsten zugrunde?

Experimentell ist ein Reentrymechanismus als Ursache schwerer Rhythmusstörungen gesichert.

Aus klinischer Sicht erscheint er als sehr wahrscheinlich. Man geht davon aus, daß die Erregungsschwelle von ihrer kreisenden Bahn immer neu erregbare Myokardareale vorfindet. Das ist möglich, wenn die gesamte Verzögerung in einem Erregungskreis so groß ist, daß die Refraktärzeit einzelner Myokardregionen überschritten wird. Demnach ist die elektrophysiologische Voraussetzung hierzu eine starke Verzögerung der Erregungsleitung.

Wenn auf einer verzweigten Bahn die Erregungsleitung in einer Richtung blockiert wird (sog. unidirektionaler Block) und die Wellenlänge kürzer als die Kreisstrecke ist, so daß das Myokard distal vom unidirektionalen Block retrograd wiedererregbar wird, ist der Reentrykreis geschlossen und die kreisende Erregung wird aufrechterhalten. Der Wiedereintritt wird erleichtert durch lokale Verkürzungen der Refraktärzeit, die distal von solchen Blocks beobachtet werden.

Literatur: [2, 95, 96]

Frage 36
In welchen Myokardstrukturen entstehen bevorzugt Kreiserregungen?

Günstige Voraussetzungen für kreisende Erregungen sind infolge der besonderen anatomischen Verhältnisse am Übergang der Erregungen von Purkinje-Fasern zum Arbeitsmyokard gegeben. Hier können mehrfache Einflüsse unidirektionale Blockierungen, Verzögerungen oder Beschleunigungen der Leitungsgeschwindigkeit auslösen, was experimentell nachgewiesen werden konnte. Dabei können Kreiserregungen über bestimmte Strukturen, wie z. B. Purkinje-Fasern und Faszikel, als Makroreentry oder über eine Purkinje-Schlinge als Mikroreentry entstehen. Im Gegensatz zum Mikroreentrykreis entsteht ein Makroreentrykreis stets auf präformierten Leitungsbahnen.

Von besonderer Bedeutung für die Entstehung von kreisenden Erregungen sind auch die unter pathologischen Bedingungen im Vorhof, Ventrikelmyokard und Purkinje-Fasern auftretenden Slow-response-Aktionspotentiale, die von Kalziumionen getragen werden. Ihre elektrophysiologischen Eigenschaften begünstigen eine langsame Leitung und die Tendenz zu unidirektionaler Blockierung.

Zuletzt scheint das Vorliegen einer kritischen Masse, d. h. einer ausreichenden Menge des Myokardgewebes, eine wichtige Voraussetzung für die Aufrechterhaltung von kreisenden Erregungen zu sein.

Literatur: [25, 26, 93, 99]

Frage 37
Wie entsteht im Myokard ein Fokus?

Ein Fokus kann durch verschiedene Änderungen des Aktionspotentials entstehen:
1. durch Beschleunigung der Phase 4 normaler Schrittmacherzellen. Hier handelt es sich stets um einen Ort mit gesteigerter Erregungsbildung;
2. durch Abnahme des maximalen diastolischen Potentials oder abnehmendes Reizschwellenpotential, da die Depolarisationsschwelle vorzeitig erreicht wird.

Diese Form fokaler Erregung wurde nicht nur bei normalen Purkinje-Fasern beobachtet, deren Depolarisation (Phase 0) vom schnellen Natriumsystem getragen wird, sondern auch in Zellen mit grundsätzlich unterschiedlichen elektrophysiologischen Eigenschaften, bei denen die Depolarisation (Phase 0) durch den langsamen Kalziumeinstrom ausgelöst wird. Die Bedeutung dieser sog. Slow-response-Aktionspotentiale wurde ebenfalls für die Entstehung fokaler Erregungen nachgewiesen.

Aber auch Zellen des Arbeitsmyokards, die normalerweise nicht zu spontaner Schrittmacheraktivität befähigt sind, können meist bei starker Dehnung des Myokards *funktionell umgewandelt* werden, d. h. als heterotoper Fokus auftreten.

Auch sog. Nachdepolarisationen (Nachpotentiale), die während der Repolarisationsphase (frühe Nachpotentiale) oder nach der Repolarisationsphase (späte Nachpotentiale) auftreten, können fokale Störungen der Erregungsbildung induzieren.

Entscheidend für die Auswirkung eines Fokus auf das gesamte Myokard ist die Fortleitung der lokal gesteigerten Erregung.

Literatur: [102, 105, 106]

Frage 38
Was versteht man unter „verborgener" akzessorischer Leitungsbahn?

Beim WPW-Syndrom werden die Erregungen normalerweise vom Ventrikel zum Vorhof geleitet. Das Vorliegen einer akzessorischen Bahn ist die Grundlage für 2 denkbare Komplikationen beim WPW-Syndrom:

1) die Entstehung eines Reentrykreises, bei dem die Erregung entweder antegrad über den AV-Knoten in die Kammer geleitet wird oder retrograd über die akzessorische Bahn zu den Vorhöfen gelangt (orthodromer Reentrykreis);
2) die Erregung wird über die akzessorische Bahn antegrad und retrograd über den AV-Knoten zu den Vorhöfen geleitet (antidromer Reentrykreis).

Ein antidromer Reentrykreis entsteht bei Vorhofflimmern, bei dem die Möglichkeit besteht, daß bei einer *kurzen* antegraden effektiven Refraktärperiode der akzessorischen Bahn lebensbedrohliche hohe Kammerfrequenzen ausgelöst werden können.

Mittels programmierter elektrischer Stimulation konnte gezeigt werden, daß einige akzessorische Bahnen nur retrograd leiten können (sog. „verborgene" akzessorische Bahnen), von denen 2 Typen identifiziert werden konnten: eine *schnelle* akzessorische AV-Bahn, die ähnliche Eigenschaften wie das Kent-Bündel hat, und eine *langsame* akzessorische Bahn mit langen VA-Intervallen, die retrograd die Erregung zum Vorhof leitet. Sie hat ähnliche Eigenschaften wie der AV-Knoten (langsame Überleitung, Ansprechen auf Antiarrhythmika, die im AV-Knoten wirken). Demnach besteht bei „verborgenen" Leitungsbahnen beim Auftreten von Vorhofflimmern keine

Gefahr für das Entstehen einer hochfrequenten Kammertachykardie. Es kann jedoch zu einer kreisenden Erregung kommen. Bei Patienten mit *schnellen* akzessorischen Bahnen tritt normalerweise eine *paroxysmale* supraventrikuläre Tachykardie auf, während Patienten mit *langsamen* akzessorischen Bahnen *anhaltende* supraventrikuläre Tachykardien aufweisen.

Literatur: [18]

Frage 39
Sind die elektrophysiologischen Mechanismen bei der Anwendung von Antiarrhythmika zur Behandlung ventrikulärer Arrhythmien, die zur Aggravation führen, bekannt?

Der therapeutische Effekt der membranaktiven Substanzen besteht in einer Reduktion der Geschwindigkeit der Impulsausbreitung und in einer Verlängerung der Refraktärzeit. Wenn das myokardiale Gewebe infolge einer zugrunde liegenden Erkrankung nicht homogen ist, können die Effekte einer Substanz innerhalb verschiedener Regionen des Myokards unterschiedlich sein und so eine Inhomogenität verstärken. Darüber hinaus kann der Einfluß dieser Substanzen auf ischämisches Gewebe unterschiedlich sein. Außerdem können die Gewebekonzentrationen dieser Substanzen aufgrund des unterschiedlichen Blutflusses sowie der differierenden Gewebebindung verschieden sein. Zu diesen Faktoren mögen andere hinzukommen, wie Elektrolytverschiebungen, Ischämie, Veränderung des pH-Wertes, Katecholamineinflüsse und Einflüsse des autonomen Nervensystems, die mit den Substanzen interferieren und so die elektrophysiologischen Eigenschaften des Myokards weiter verändern und eine Inhomogenität der Erregungsausbreitung sowie die Refraktärität verstärken.

Klinische Erfahrungen zeigen, daß das Risiko der Anwendung von Antiarrhythmika bei Vorliegen einer inhomogenen Repolarisation – oft sichtbar durch eine Verlängerung der $QT_{korr.}$-Zeit im EKG – durch das Auftreten unerwünschter Effekte von Antiarrhythmika gesteigert ist.

Literatur: [72, 97]

> **Frage 40**
> Gibt es gezielte Untersuchungen über die Häufigkeit arrhythmogener Wirkungen, die bei einzelnen Antiarrhythmika beobachtet wurden?

Zur Prüfung der arrhythmogenen Wirkung von Antiarrhythmika entwickelten Lown u. Graboys [61a] und Graboys et al. [37] eine Methode, die 3 Phasen umfaßt:

Phase 0: Kontrolle. Am Ende der Auswaschperiode, die 24–48 h dauerte, erfolgte die Bestimmung der Ausgangswerte mittels 48-h-Langzeit-EKG in Ruhe und unter Belastung. Die Kontrolluntersuchung dokumentierte Art, Häufigkeit und Reproduzierbarkeit von vorliegenden Arrhythmien.

Phase I: Akuttest mit schneller Bewertung der Wirksamkeit unter kontinuierlicher EKG-Überwachung mit Trendschreibung in Ruhe und unter Belastung.

Phase II: Simulation einer kurzfristigen Dauertherapie, in der innerhalb von 48–96 h wiederholte Dosen von Substanzen unter Holter-monitoring-Überwachung in Ruhe und bei Belastung appliziert wurden. Das Ergebnis soll die Wirksamkeit bestätigen und die Nebenwirkungen dokumentieren.

Die Kriterien für Arrhythmieaggravationen bei nichtinvasivem Vorgehen wurden von Velebit et al. [97] wie folgt postuliert:

– eine 4fache Zunahme von ventrikulären Extrasystolen im Vergleich zur Kontrolle,
– eine 10fache Häufigkeit von Couplets oder Salven von Extrasystolen im Vergleich zur Kontrolle,
– Auftreten einer persistierenden Arrhythmie, die im Kontrollversuch nicht beobachtet wurde.

Tabelle 3. Aggravationen arzneimittelbedingter Arrhythmien unter Anwendung von Belastungstests sowie ambulantem Monitoring. (Aus Podrid [73a])

Antiarrhythmikum	Fälle	Aggravationen n (%)
Aprindin	80	9 (11,3)
Disopyramid	102	6 (5,9)
Encainid	90	21 (23,3)
Ethmozin (Moracizin)	108	8 (4,8)
Flecainid	14	2 (14,3)
Lorcainid	76	6 (7,9)
Metoprolol	42	3 (7,0)
Mexiletin	144	11 (7,6)
Pindolol	45	7 (15,6)
Procainamid	55	5 (9,1)
Propafenon	60	6 (10,0)
Propranolol	48	7 (14,6)
Chinidin	130	20 (15,4)
Tocainid	120	12 (10,0)
Gesamt	1114	123 (11,0)

In Tabelle 3 sind die Ergebnisse der Aggravationen von Arrhythmien von 14 bekannten Antiarrhythmika aufgeführt. Zu den neuen hochwirksamen Substanzen Propafenon und Flecainid berichtet Podrid, daß Propafenon wirksam war, aber bei 8 von 80 Patienten, die anamnestisch eine ventrikuläre Tachykardie oder Kammerflimmern hatten, zu Aggravationen führte.

Literatur: [72]

Frage 41
In welcher Weise beeinflußt Dobutamin das
Erregungsbildungs- und Erregungsleitungssystem?

Der β_1-Stimulator Dobutamin zeigt in einer Dosierung von 3–6 µg/kg/min folgende Effekte, ermittelt durch His-Bündel-Elektrographie und Stimulation des rechten Vorhofs bei Patienten mit Sinusknotensyndrom, Sinusbradykardie, AV-Blockierungen und paroxysmalen supraventrikulären Tachykardien:

1. geringe Steigerung der Herzfrequenz,
2. keine Veränderung der absoluten und korrigierten Sinusknotenerholungszeit ($p < 0,05$),
3. Verkürzung oder geringfügige Abnahme der sinuatrialen Leitungszeit,
4. Verkürzung der intraatrialen Leitungszeit ($p < 0,05$),
5. Verkürzung der AV-Überleitungszeit in Ruhe und besonders deutlich unter Vorhofstimulation ($p < 0,01$),
6. Verkürzung der funktionellen Refraktärzeit im Vorhof und der relativen Refraktärzeit im AV-Knoten ($p < 0,05$),
7. kein Einfluß auf die intraventrikuläre Erregungsleitung.

Daraus kann geschlossen werden, daß Dobutamin neben seinen primären Indikationen, die auf seiner positiv inotropen Wirkung basieren, auch als Antidot bei subdekompensierten Patienten mit AV-Überleitungsstörungen, induziert durch Antiarrhythmika, angewendet werden kann.

Literatur: [13]

Frage 42
Welche Veränderungen können im EKG beim Karotisdruck beobachtet werden?

Beim Karotisdruck können in der Reihenfolge ihrer Häufigkeit folgende Veränderungen beobachtet werden:

- Vorhofleitungsstörungen mit Änderung der Dauer, Amplitude und Morphologie der P-Welle,
- Sinusbradykardie mit Frequenzen von 30–50/min,
- Verlängerung der PQ-Zeit,
- AV-Block,
- Sinusarrest,
- Knotenersatzschläge,
- Asystolie,
- ventrikuläre Extrasystolen.

Diese Effekte werden durch einen gesteigerten Vagotonus ermittelt. Der Sinusknoten, der AV-Knoten und das Vorhofmyokard zeigen bekanntlich eine sehr reiche cholinerge Innervation. Man hat aber nicht nur beim Tier, sondern auch beim Menschen zahlreiche cholinerge Fasern im Leitungssystem der Kammern und des Kammermyokards nachweisen können. Dies könnte auch erklären, weshalb ventrikuläre Ersatzzentren nach Karotissinusdruck bei länger anhaltender Asystolie ihre Schrittmachertätigkeit nicht oder erst relativ spät aufnehmen. Dennoch sind ventrikuläre Rhythmusstörungen durch Stimulation der Barorezeptoren nicht zu beeinflussen, obwohl der arterielle Barorezeptorenreflex zu den wirkungsvollsten Reflexen zählt, die das kardiovaskuläre System über das Zentralnervensystem kontrollieren und modulieren.

Literatur: [48, 62]

Frage 43
Was versteht man unter einer Arrhythmie bei wanderndem Schrittmacher?

Darunter versteht man eine Störung des Herzrhythmus, die sich im EKG durch Veränderungen der P-Formen als Folge unterschiedlicher AV-Überleitungszeiten ergibt. Eine zunehmende Verkürzung der PQ-Zeit geht mit starker Abflachung oder sogar Negativierung der P-Wellen in Ableitung II und III einher, während QRS, ST und T unverändert bleiben.

Meistens sieht man Heterotopien dieser Art als harmlose kurzfristige Abweichungen bei vegetativ labilen, meist jugendlichen Personen, die als Folge einer Fehlsteuerung des vegetativen Nervensystems zu deuten sind. Bei ausreichender Belastung setzt in der Regel der Sinusrhythmus wieder ein. Halten solche Arrhythmien länger an, ist die Möglichkeit einer organischen Schädigung des Sinusknotens nicht auszuschließen.

Literatur: [58]

Frage 44
Worauf ist die plötzliche Harnflut nach Beseitigung der paroxysmalen supraventrikulären Tachykardie zurückzuführen?

Solche Erscheinungen wurden sowohl bei spontanem Sistieren als auch nach medikamentöser Kupierung einer paroxysmalen Vorhoftachykardie beobachtet und zum Teil beschrieben.

Die Harnflut ist auf das Vorliegen eines erhöhten Spiegels von ANF („atrial natriuretic factor") zurückzuführen, eines Hormons, das in beiden Vorhöfen gebildet wird und bei einigen Patienten während des Tachykardieanfalls Konzentrationen erreicht, die imstande sind, etwa 10–30 min nach Sistieren der Vorhoftachykardie eine Harnflut auszulösen.

Das Hormon wurde erstmals vor 2 Jahren synthetisiert und von Nicklas u. Koller [70] an Patienten mit Vorhoftachykardien nach spontanem Sistieren untersucht. Es wurde im Durchschnitt eine 10fache Erhöhung des ANF-Spiegels gefunden, der sich erst 24 h nach Beendigung der Tachykardie normalisierte. Als Ursache werden supraventrikuläre Tachykardien infolge einer Überdehnung der Vorhofwände diskutiert.

Literatur: [70]

Frage 45
Was versteht man unter einer vagalen Vorhofarrhythmie?

Darunter versteht man vagusinduzierte atriale Rhythmusstörungen, v. a. Vorhofflattern oder -flimmern, die dadurch charakterisiert sind, daß sie häufig anfallsweise, vorwiegend nachts oder während Ruhepausen auftreten und eine hartnäckige Therapieresistenz aufweisen.

Dem Beginn der Arrhythmie geht üblicherweise eine progressive Bradykardie von 50–60 Schlägen/min voraus, die eine vagotonische Regulation aufweist. Sie kann durch Vagusreize reproduziert werden, und der Mechanismus ist offensichtlich der gleiche wie bei experimentell induziertem Vorhofflimmern durch Acetylcholin. Für die Behandlung ist charakteristisch, daß β-Blocker nicht nur keine Wirkung zeigen, sondern die Arrhythmie meistens verschlechtern. Auch Antiarrhythmika der Klasse I (Natriumantagonisten) zeigen sich meist ineffektiv oder führen sogar zur Verschlechterung des Zustands. Allein Amiodaron zeigt in etwa 50 % der Fälle eine mittlere Wirksamkeit, die durch die Kombination mit Chinidin verbessert werden kann.

Gerade umgekehrt verhält es sich bei adrenergen Vorhofarrhythmien, die tagsüber deutlich durch Anstrengung oder Emotion ausgelöst werden können. Hier zeigen hochdosierte β-Blocker allein oder in Kombination mit Chinidin sowie das Amiodaron eine gute Wirkung, während andere Antiarrhythmika der Klasse I a und I b ineffektiv sind. Lediglich Propafenon (Klasse I c) zeigt bei diesen Rhythmusstörungen eine hohe Wirksamkeit, die die Wirkung der vorgenannten Substanzen übertrifft.

Literatur: [25, 28]

Frage 46
Kann eine hochfrequente supraventrikuläre Tachykardie zum plötzlichen Herztod führen?

Sowohl orthodrome als auch antidrome supraventrikuläre Tachykardien, bei denen selten eine organische Myokardschädigung zugrunde liegt, werden von den Patienten mit normaler Ventrikelfunktion hämodynamisch gut toleriert und gehen fast niemals mit Synkopen oder Bewußtseinsverlust einher.

Eine Ausnahme davon machen antidrome supraventrikuläre Tachykardien beim WPW-Syndrom, die bei ca. 30% der Patienten zum Auftreten von Vorhofflimmern führen.

Während das paroxysmale Vorhofflimmern bei Fehlen einer akzessorischen Bahn extrem selten zu einem bedrohlichen Zustand führt, da die Kammern durch die blockierende Wirkung des AV-Knotens gegen hohe Frequenzen geschützt sind, besitzen akzessorische Nebenbahnen (Kent-Bündel) diese Eigenschaften nicht, so daß die Erregungen des Vorhofs unverzögert auf die Kammer übertragen werden und in Abhängigkeit von der Länge der Refraktärzeit der Nebenbahn lebensbedrohliche Rhythmusstörungen auftreten können. So wird die Kammerfrequenz beim Auftreten von Vorhofflimmern ausschließlich durch die Refraktärzeit der akzessorischen Leitungsbahn bestimmt, die zwischen 150–700 ms liegt.

Bei Patienten mit einer Refraktärzeit von weniger als 270 ms kann es bei Vorhofflimmern zu extrem hohen Kammerfrequenzen kommen, die imstande sind, auch Kammerflimmern auszulösen und damit zum plötzlichen Herztod führen.

Literatur: [53]

> **Frage 47**
> Liegen Korrelationen zwischen dem koronarographischen Befund und Störungen der linksventrikulären Funktion einerseits und der Häufigkeit und Form der Arrhythmie andererseits vor?

Komplexe ventrikuläre Arrhythmien und ventrikuläre Tachykardien bei Koronarpatienten mit Wandasynergien und erhöhtem enddiastolischem Druck im linken Ventrikel konnten häufig beobachtet werden. Eine signifikante Korrelation wurde dabei jedoch nicht festgestellt.

Die Inzidenz des plötzlichen Herztods in Abhängigkeit von angio- und ventrikulographischen Befunden einerseits und der Häufigkeit und dem Schweregrad der Arrhythmien andererseits wurde von Lichtlen u. Bethge [60] bei 204 Koronarpatienten untersucht. Es fand sich eine enge Korrelation zwischen der Reduktion der Wandbeweglichkeit im poststenotischen Areal und der Häufigkeit komplexer ventrikulärer Arrhythmien sowie der Ausdehnung der akinetischen Zone des linken Ventrikels und dem Schweregrad der ventrikulären Arrhythmie.

Am plötzlichen Herztod starben vorwiegend Patienten, die gleichzeitig Dyskinesien oder Akinesien mit Rhythmusstörungen der Lown-Klassen IV und V zeigten.

Literatur: [60, 65]

Frage 48
Was besagt das Auftreten von Nullinien am Monitor?

Das Auftreten von Nullinien im EKG ist bekanntlich das Zeichen einer Hypo- oder Asystolie, aber es kann auch ein verstecktes Kammerflimmern bedeuten. Die Ursache hierfür ist, daß sich scheinbar Nullinien in bestimmten Ableitungen aus der Summation gegenüberliegender Ableitungen zusammensetzen, unterschiedlich starke vektorielle Ausrichtungen der Flimmerwellen aufweisen und v. a. bei grobem Kammerflimmern elektrisch neutrale Ableitungsebenen bilden.

Die Richtungen der Depolarisationswellen sind anscheinend vom Ursprungsort des Kammerflimmerns abhängig. Kammerflimmern aus dem Apex des rechten Ventrikels erzeugt meist Nullinien in aVR oder aVL, während Flimmerwellen aus dem lateralen Teil des linken Ventrikels vorwiegend zu Nullinien in aVF führen. Deshalb sollte man beim EKG mit niedrigen Amplituden oder Nullinien stets eine zweite Ableitung im Winkel von 90° zur ersten aufzeichnen.

Literatur: [34]

Frage 49
Welche Bedeutung haben Halbwertszeiten bei der peroralen Arrhythmietherapie?

Als kurze Halbwertszeiten werden durchschnittlich Werte von 3–5 h, als mittlere Halbwertszeiten durchschnittliche Werte zwischen 6–8 h und als lange Halbwertszeiten durchschnittlich Werte über 8 h nach einmaliger Gabe des Medikaments bezeichnet.

Angesichts der Tatsache, daß ohne Ausnahme alle Antiarrhythmika mehr oder weniger schwere, sogar lebensbedrohliche Nebenwirkungen auslösen können, sind Substanzen mit kurzen Halbwertszeiten mit dem geringsten Risiko behaftet. Ihr Nachteil liegt in der größeren Zahl der täglichen Einnahme (4- bis 6mal), die zu Lasten der Compliance fallen, besonders bei älteren, leicht vergeßlichen Patienten, die mehrere Medikamente täglich einnehmen müssen.

Substanzen mit langen Halbwertszeiten haben den Vorteil einer geringen Zahl der Tageseinnahmen, sie beinhalten jedoch das größte Risiko in Fällen, wo schwerwiegende Nebenwirkungen auftreten. Dies gilt insbesondere für Antiarrhythmika der Klasse I und III, für die es z. Z. kein zuverlässiges medikamentöses Antidot bei hochgradigen Leitungsblockierungen gibt.

Demnach erscheinen mittlere Halbwertszeiten von Antiarrhythmika der Klasse I in der Langzeitbehandlung unter Praxisbedingungen am geeignetesten zu sein.

Frage 50
Was versteht man unter metabolischem Polymorphismus von Antiarrhythmika?

Für den Abbau von Medikamenten benötigt die Leber Enzyme, deren Eigenschaften in den Erbanlagen des Menschen festgelegt sind. Nun ist es möglich, daß infolge von Mutationen Unterschiede zwischen den Erbanlagen verschiedener Personen auftreten. Dies hat zur Folge, daß sich die betroffenen Proteine mehr oder weniger stark voneinander unterscheiden können. Nicht immer haben solche Unterschiede einen vollständigen Zusammenbruch des Systems zur Folge, dem die Eiweißstoffe zugeordnet sind, sondern es ist möglich, daß nur eine starke Verlangsamung des betreffenden Stoffwechselschrittes eintritt. Auch beim Metabolismus von Antiarrhythmika gibt es solche Vielgestaltigkeiten (Polymorphismen) der benötigten Enzyme. So kommt es zustande, daß eine geringe Zahl von Patienten und Probanden Antiarrhythmika nur langsam metabolisieren, da die entsprechende Menge an Enzymen fehlt, während die große Mehrheit von Personen eine schnellere Metabolisierung haben, weil die erforderlichen Enzyme zur Verfügung stehen. Da der gleiche Stoffwechselschritt jedoch nicht nur für den Abbau von Antiarrhythmika, sondern auch von anderen Medikamenten benötigt wird, die dann ebenfalls verlangsamt oder z.T. gar nicht abgebaut werden, kann man schlußfolgern, daß hier keine medikamentenspezifische Wirkung, sondern eine genetische Fehlanlage vorliegt.

Literatur: [33, 89]

Frage 51
Besitzt Magnesium eine nachweisbare antiarrhythmische Wirkung?

Aus dem Aspekt des Herz-Kreislauf-Bereichs kann Magnesium mit Recht als ein physiologischer Kalziumantagonist bezeichnet werden, da ein Magnesiummangel einerseits Rhythmusstörungen auslösen oder begünstigen kann, andererseits bestimmte Rhythmusstörungen mit Magnesium behandelt werden können. Die Behandlung ist erfolgversprechend bei digitalis-induzierten Rhythmusstörungen sowie bei Vorhof- und Kammertachykardien anderer Genese. Am meisten eignet sich hierzu die Infusion von 2 g Magnesiumsulfat in der 1. min und anschließend von 10 mg in den folgenden 3–5 h. Zu kontrollieren sind Blutdruck, Rhythmus, Sehnenreflexe sowie der Kalium- und Magnesiumspiegel im Serum. Die Infusion ist zu unterbrechen, wenn der systolische Blutdruck unter 80 mm Hg oder die Herzfrequenz unter 60 Schläge/min abgesunken sind bzw. der Serumwert über 2,5 mmol/l angestiegen ist.

Während der Therapie kann die extrazelluläre Kaliumkonzentration abnehmen, was darauf zurückzuführen ist, daß schon anfangs ein intrazellulärer Kaliummangel vorlag, der durch die Gabe von Magnesium ausgeglichen wird und auf diese Weise ein Kaliumeinstrom in die Zelle erfolgt, wobei dadurch die Konzentration im Serum reduziert wird.

Magnesium beeinflußt auch die zentrale und periphere Hämodynamik, indem es die Nachlast (Afterload) des Herzens senkt und dadurch die Leistungsfähigkeit des linken Ventrikels verbessert. In den Arteriolen reduziert es den Gefäßtonus und verbessert dadurch die Organperfusion einschließlich des Myokards. Auf der venösen Seite nimmt die Vorlast (Preload) infolge einer Reduzierung des Venentonus ab, wodurch das enddiastolische Volumen und der enddiastolische Druck im linken Ventrikel abnehmen. Daher eignet sich Magnesium auch als Zusatztherapie bei koronarer Herzkrankheit und mit prolongiertem Wirkungseintritt nach 2–3 Monaten zur oralen Dauertherapie eines arteriellen Hochdrucks in Kombination mit einem niedriger dosierten Antihypertonikum.

Literatur: [22, 32, 43, 44, 88]

Frage 52
Welche Kriterien sind in der frühen Phase des Myokardinfarkts für die Prognose von größter Bedeutung?

Neben Schmerzlinderung und lebenserhaltenden Maßnahmen zählt die Verhinderung einer Ausdehnung des Infarkts zur wichtigsten therapeutischen Maßnahme, denn das entscheidende prognostische Kriterium für den Patienten ist die Größe des Infarkts.

Rhythmusstörungen beim akuten Infarkt stellen einen weiteren selbständigen Risikofaktor dar, da sie, unabhängig von der Infarktgröße, in der Prognose eine entscheidende Rolle spielen.

Im Vordergrund stehen ventrikuläre Arrhythmien der Lown-Klassen III – V, d. h. polytope VES, Paare, Salven, ventrikuläre Tachykardien und früh einfallende VES mit einem Vorzeitigkeitsindex unter 0,8, die alle Kammerflimmern auslösen können und daher als Warnarrhythmien bezeichnet wurden. Von dieser Bezeichnung nahm man jedoch Abstand, da in 20–30 % der Fälle in der akuten Infarktphase primäres Kammerflimmern ohne Ankündigung durch „Warnarrhythmien" auftreten kann oder VES zu beobachten sind, die nicht das Kriterium einer „Warnarrhythmie" erfüllen. Auch die Bedeutung von VES mit R-auf-T-Charakteristik muß als eingeschränkt angesehen werden, da nicht selten ventrikuläre Extrasystolen beobachtet werden, deren Vorzeitigkeitsindex über 0,8 liegt.

Literatur: [60, 65]

Frage 53
Welche Rhythmusstörungen sieht man nach durchgemachtem Infarkt am häufigsten und welche prognostische Bedeutung haben sie?

Eine Reihe von Studien weist darauf hin, daß Patienten nach überstandenem Infarkt im 1. Jahr nach dem Infarktereignis durch ventrikuläre Arrhythmien bedroht sind. In etwa 25–30% der Fälle sieht man komplexe VES, die in den folgenden 1–3 Jahren das Risiko, am plötzlichen Herztod zu sterben, um das 3- bis 4fache erhöhen.

Langzeitergebnisse (Holter-monitoring-Studien) des National Heart Institute in den USA zeigten, daß bei Patienten post infarctum *eine einzige VES* im EKG bis zu 5 Jahre nach dem Infarktereignis ein erhebliches Risiko für den plötzlichen Herztod sein kann.

Literatur: [52, 66, 67]

Frage 54
Welche ventrikulären Extrasystolen (VES) haben nach durchgemachtem Herzinfarkt die ungünstigste Prognose?

Hierzu zählen häufige sowie polymorphe und repetitive VES (Couplets oder Salven), die das Risiko steigern, einen plötzlichen Herztod zu erleiden. In Abhängigkeit von der Zahl der VES, insbesondere der Couplets und Salven, steigt das Risiko um das 2- bis 4fache an. Eine Indikation zur Behandlung ist auch bei mehr als 100 VES/h gegeben.

Einen weiteren prognostisch wichtigen Faktor stellt das Ausmaß der eingeschränkten Funktion des linken Ventrikels dar, da häufige und repetitive VES erst bei einer Funktionsstörung des linken Ventrikels als prognostisch ungünstig anzusehen sind.

Neben der Arrhythmieform und der reduzierten linksventrikulären Funktion spielt auch das Ausmaß einer verbleibenden oder neu aufgetretenen Myokardischämie für die Prognose eine Rolle. Sie kann durch ST-Streckensenkungen im Belastungs-EKG verifiziert werden.

Zur Erfassung der Arrhythmieformen ist das Langzeit-EKG unerläßlich.

Zur Beurteilumg der globalen linksventrikulären Funktion eignet sich die linksventrikuläre Angiographie, die Herzinnenraumszintigraphie und die 2D-Echokardiographie. Die letztere Methode gibt auch Aufschlüsse über ein linksventrikuläres Aneurysma oder sonstige regionale Kontraktionsstörungen.

Literatur: [10]

Frage 55
Welche Menschen sind dem Risiko des plötzlichen Herztodes besonders ausgesetzt?

Die Zahl der Menschen, die diesem Risiko ausgesetzt sind, ist generell im Anstieg. Besonders gefährdet sind Populationen industrialisierter Länder mit im Durchschnitt hohem Lebensstandard, bei denen sich als Hauptmerkmale Streß, Fehlernährung und mangelnde Bewegung bemerkbar machen. Die Folgen davon sind arterieller Hochdruck, Atherosklerose, Koronarinsuffizienz, Angina pectoris, Herzinfarkt, Herzrhythmusstörungen, plötzlicher Herztod, nicht selten schon im besten Alter (s. Abb. 2).

Besorgniserregend ist, daß in den letzten Jahrzehnten immer mehr junge Menschen über pektanginöse Beschwerden und Rhythmusstörungen klagen, die ihre Lebenserwartung drastisch verkürzen, wie die zunehmende Zahl der am plötzlichen Herztod Verstorbenen zeigt.

Durch eine frühzeitig angesetzte und adäquate Differentialtherapie bei angemessener Lebensweise kann die Lebensqualität der Patienten und ihre Lebenserwartung entscheidend verbessert werden.

Anzustreben ist eine Medikation, die mehrere Risikofaktoren abdeckt, ohne eine Polypragmasie in Anspruch nehmen zu müssen. Diesem Wunsche kommen heute anscheinend die Kalziumantagonisten, wie z. B. Verapamil und Gallopamil, am meisten entgegen. Sie wirken antihypertensiv, senken den myokardialen Sauerstoffverbrauch, reduzieren die Häufigkeit von Anginaanfällen und wirken antiarrhythmisch bei infarktinduzierten ventrikulären und supraventrikulären Arrhythmien.

Literatur: [11, 12, 15, 19]

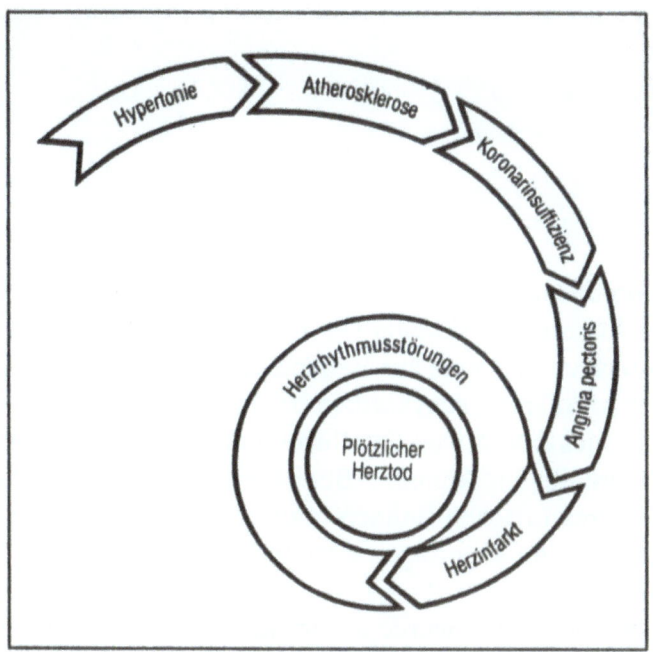

Abb. 2. Die Risikofaktoren des Plötzlichen Herztods.
(Nach Burckhardt [19])

Frage 56
Was ist unter einer transvenösen elektrischen Ablation des His-Bündels zu verstehen?

Die transvenöse Ablation des His-Bündels (Synonyma: His-Bündel-Ablation, perkutane His-Bündel-Koagulation) ist eine neue intensive Methode zur Behandlung therapierefraktärer supraventrikulärer Tachykardien bei Präexzitationssyndromen mit einer nichtoperativen Durchtrennung des His-Bündels. Experimentelle und klinische Beobachtungen sprechen dafür, daß die akzessorischen Bahnen infolge der elektrisch ausgelösten Koagulation abgetragen werden können (Ablation: Abtragung, Wegnahme).

In ähnlicher Weise wurde in jüngster Zeit bei einzelnen Patienten mit therapierefraktären ventrikulären Arrhythmien eine Ablation des Ursprungsorts der Tachykardie erprobt. Die Voraussetzung für einen erfolgreichen Einsatz dieses Therapieverfahrens ist eine sorgfältige elektrophysiologische Untersuchung der supraventrikulären Tachykardie mit:

- Beurteilung der AV-Überleitung (His-Bündel-Elektrographie),
- Bestimmung der Refraktärzeit (Einzelstimulation von Vorhof und Kammer),
- Auslösung der Tachykardie (elektrische Stimulation),
- Erfassung der Leitungsfähigkeit akzessorischer Leitungsbahnen (hochfrequente Stimulation),
- Mapping (endokardiale Kartographie zur Lokalisation sowie zum Nachweis oder Ausschluß zusätzlicher Leitungsbahnen).

Bei therapieresistenten Tachykardien ist es Voraussetzung, mittels endokavitärer Ableitung möglichst exakt die Lokalisation des Ursprungsorts zu bestimmen. Als Ursprungsort der Tachykardie wird die Stelle angesehen, an der die früheste elektrische Aktivität der Tachykardie registriert wird.

Literatur: [15, 64 (S. 175)]

Frage 57
Können wiederholte Defibrillationen zu einer Schädigung des Myokards führen?

Über Myokardschäden nach wiederholten Defibrillationen im Bereich der zulässigen und üblichen Spannungsenergiestärke wurde bislang in der Literatur selten berichtet. Möglicherweise liegt die Ursache hierfür darin, daß zelluläre Schäden erst post mortem (während der Autopsie des Herzens) erfaßt werden können.

Karch u. Billingham [46] berichteten 1984 über den Fall eines Patienten, der innerhalb von 2 Wochen mehr als 300mal defibrilliert wurde, so daß die autoptischen Befunde nicht mit der Grundkrankheit und den operativen Folgen in Einklang zu bringen waren. Morphologische Veränderungen fanden sich vorwiegend im Subendokardium. Neben Koagulationsnekrosen wurden ausgeprägte hämorrhagische Areale gesehen, die aufgrund des histologischen Bildes nur als Folge der Defibrillation gedeutet werden konnten. In anderen Arealen fand man pathologische Kontraktionszustände von Myozyten, wie sie im Tierexperiment als Folge von Defibrillationen nachgewiesen wurden.

Solche Myokardveränderungen als Folge vielfacher Defibrillationen können arrhythmogen wirken, da sie die Voraussetzungen für die Entstehung von ventrikulären Arrhythmien, insbesondere infolge von Reentrymechanismen, erfüllen.

Literatur: [46]

Frage 58
Wodurch unterscheidet sich die Elektrokonversion von der Defibrillation?

Die Elektrokonversion unterscheidet sich von der Defibrillation in 3 Punkten:

1. auf R synchronisierte Abgabe des Stromstoßes zur Vermeidung eines Einfalls in die vulnerable Phase,
2. Anwendung kleinerer Stromstärken, d. h. 50 bis maximal 200 J,
3. andere Indikationen.

Zu den Indikationen zählen:
– Kammertachykardie,
– Vorhoftachykardie,
– tachykardes Vorhofflattern,
– akutes paroxysmales Vorhofflimmern,
– mit Vorbehalt chronisches Vorhofflimmern.

Ein *Soforterfolg* von praktisch 100% kann bei den ersten 3 aufgeführten Rhythmusstörungen erreicht werden.

Die Erfolgsrate bei Vorhofflimmern, das länger als 5 Jahre besteht, oder bei Vorhofflimmern mit deutlicher Herzvergrößerung liegt nur noch bei ca. 50%.

Durch die Elektrokonversion von chronischem Vorhofflimmern wird versucht, hauptsächlich die Embolien im großen Kreislauf zu verhindern, die von Wandthromben des dilatierten linken Vorhofs ausgelöst werden können.

Heute wird die Elektrokonversion bei chronischem Vorhofflimmern aus folgenden Gründen nur noch sehr selten angewendet:

- Die Kammerfrequenz bei chronischem Vorhofflimmern liegt meistens im Normbereich.
- Durch die Konversion wird die Kreislauffunktion nicht wesentlich verbessert.
- Gute Spätresultate fehlen, nicht selten treten Komplikationen auf.

Literatur: [36]

Frage 59
Welche ungünstigen Spätfolgen konnten bei der Elektrokonversion (EKV) des chronischen Vorhofflimmerns beobachtet werden?

Als enttäuschend erwiesen sich folgende Spätergebnisse: Schon 1 Jahr nach der EKV liegt nur noch in 30–50% der Fälle ein Sinusrhythmus vor. Nach 2 Jahren ist der Anteil der Patienten mit Sinusrhythmus auf 10–30% gesunken.

Schlechte Aussichten auf einen Dauererfolg haben insbesondere Patienten mit Koronarsklerose oder mit Vorhofflimmern unbekannter Ursache, aber auch Patienten mit Mitralvitien, selbst wenn diese operativ korrigiert wurden.

Unabhängig von der Grundkrankheit spielt die Dauer des Vorhofflimmerns vor der EKV eine wichtige Rolle. Ein Vorhofflimmern, das länger als 1–2 Jahre vor der EKV bestand, sollte nicht elektrokonvertiert werden, da die Spätresultate besonders schlecht sind.

Zur Zeit ist immer noch umstritten, ob die Gabe von klassischen Antiarrhythmika der Klasse I oder β-Blocker den Rückfall eines Sinusrhythmus in ein Vorhofflimmern verzögern oder verhindern kann. Für die neuen hochwirksamen Antiarrhythmika der Klasse Ic, wie Propafenon, und Flecainid, liegen hierzu z. Z. keine ausreichenden Befunde vor.

Ernste Komplikationen nach EKV, wie Embolien im großen Kreislauf, Myokardschädigung mit Herzdilatation, Infarkt oder gefährliche Aggravation der Rhythmusstörungen, sind relativ selten.

Literatur: [36, 39, 76]

Frage 60
Können (am Beispiel von Herzrhythmusstörungen) tierexperimentell gewonnene Befunde für die Entwicklung von Behandlungsmaßnahmen von Bedeutung sein?

Die Bedeutung von tierexperimentellen Befunden für die Entwicklung und Verbesserung von Therapiemaßnahmen wird nicht einheitlich beurteilt. Hier kommt es auf den Nutzen und die Grenzen verschiedener Verfahren und Tiermodelle an.

Elektrophysiologische Befunde auf zellulärer Ebene eignen sich z. B. zur Analyse von Arrhythmiemechanismen und zum generellen Nachweis der antiarrhythmischen Wirkung einer Substanz und ihrer Zuordnung nach der Art, wie sie die ionalen Membranströme an der Herzmuskelzelle quantitativ und qualitativ beeinflußt.

Ganztiermodelle sind geeignet, grundsätzlich Wirksamkeit und Anwendbarkeit unter kliniknahen Bedingungen zu prüfen und die Ergebnisse z. T. auf den Menschen zu übertragen. Da jedoch jedes Modell mit seinen speziellen Versuchsbedingungen jeweils nur einen Teilaspekt der komplexen und individuell variablen Situation eines Patienten erfaßt, ist die Übertragbarkeit der am Ganztier ermittelten Ergebnisse auf klinische Krankheitsbilder stark eingeschränkt. Eine Verbesserung der Aussagefähigkeit wird möglich, wenn verschiedene experimentelle Befunde mit unterschiedlichen pathophysiologischen Mechanismen miteinander kombiniert werden. Wie am Beispiel von Antiarrhythmika demonstriert werden kann, ist es heute in Einzelfällen möglich, aufgrund von tierexperimentellen Befunden klinisch relevante Behandlungskonzepte zu entwickeln und ihre Anwendbarkeit beim Menschen zu bestimmen. Damit ist die Möglichkeit, für eine individuelle Therapiekontrolle nicht eingeschränkt, aber die Anzahl kontrollierter Therapiestudien kann reduziert werden.

Durch Weiterentwicklung und zunehmende Perfektionierung der derzeit verfügbaren Methoden und durch ein zunehmend besseres Verständnis der pathophysiologischen Mechanismen der eingesetzten Untersuchungsverfahren sind in den nächsten Jahren wesentliche Therapiefortschritte insbesondere bei solchen Krankheitsbildern zu erwarten, bei denen – wie beim frischen Herzinfarkt und beim Syndrom des plötzlichen Herztodes – die Effektivität therapeutischer Maßnahmen klinisch nicht ausreichend geprüft werden kann.

Literatur: [38]

Literaturverzeichnis

1. Antoni H (1977) zur Pathogenese von Herzrhythmusstörungen in der Intensivmedizin. Intensivmedizin 14 [Supp. II]
2. Assayag P (1983) Traitement au long cours de 72 cas d'arytmies rebelles par un nouvel antiarythmique oral: La propafenone. Dissertation, Université Sorbonne, Paris
3. Baker BJ et al. (1984) Effect of propafenone on left ventricular ejection fraction. Am J Cardiol 54: 20D–22D
4. Beck OA, Hochrein H (1978) Wirksamkeit und Risiken von Propafenon bei der Aktubehandlung von Herzryhthmusstörungen. Dtsch Med Wochenschr 103: 1261
5. Bender F (1975) Vortrag an der 6. Fortbildungsveranstaltung der Schüchtermann Klinik, Bad Rothenfelde, 25–27 April 1975.
6. Bender F (1978) Therapiekontrolle bei Herzrhythmusstörungen. Kassenarzt 18: 6838
7. Bender F (1982) Kalziumantagonisten und Herzrhythmusstörungen. Med Welt 33, 51/52: 1848
8. Bethge KP (1986) Indikationen zur Behandlung ventrikulärer Rhythmusstörungen. Vortrag gehalten beim Symposium „Fortschritte in der Therapie von Rhythmusstörungen", Berlin, 17. Januar 1986.
9. Bethge KP, Lichtlen PR (1981) Die Beurteilung der antiarrhythmischen Therapie durch Langzeitelektrokardiographie. In: Lüderitz B (Hrsg.) Ventrikuläre Herzrhythmusstörungen. Springer, Berlin Heidelberg New York S 170
10. Bethge KP et al. (1979) Koronare Herzkrankheit, Rhythmusstörungen und plötzlicher Herztod. Intern Welt 4: 107
11. Bigger JT et al. (1979) Ventricular arrhythmias in ischemic heart disease: Mechanism, prevalence, significance and management. Prog Cardiovasc Dis 48: 255
12. Bigger JT et al. (1981) Prevalence, characteristics and significance of ventricular tachycardia (three or more complexes) detected with ambulatory electrocardiographic recording in the late hospital phase of acute myocardial infarction. Am J Cardiol 48: 815

13. Bischoff KO et al. (1979) Wirkung von Dobutamin auf das Erregungsleitungssystem des Herzens. Z Kardiol 68: 137
14. Böcker K et al. (1982) Die Wirkung von Disopyramid, Mexiletin und Propafenon nach intravenöser und oraler Gabe auf die Funktion des linken Ventrikels im M-Mode-Echokardiogramm. Z Kardiol 71: 839
15. Breithardt G, Borggrefe M (1985) Heutige Möglichkeiten der Diagnostik maligner ventrikulärer Herzrhythmusstörungen bei koronarer Herzkrankheit. Dtsch Med Wochenschr 110: 1983
16. Breithardt G et al. (1984) Effect of propafenone in the Wolff-Parkinson-White syndrome: Electrophysiologic findings an longterm follow-up. Am J Cardiol 54: 29D–39D
17. Brodsky MA et al. (1985) Propafenone therapy for ventricular tachycardia in the setting of congestive heart failure. Am Heart J 110/4: 794
18. Brugada P (1985) Therapie von Patienten mit supraventrikulären Tachykardien mit oder ohne Wolff-Parkinson-White-Syndrom: Allgemeine Prinzipien. Tempo Medical vom 25. November
19. Burckhardt D (1985) Dem plötzlichen Herztod vorbeugen. Therapiewoche 35: 15
20. Buss J et al. (1981) Flecainid bei supraventrikulären Tachykardien durch AV-Knoten Reentry und beim WPW-Syndrom. Z Kariol 70: 294
21. Cats VM et al. (1981) Complex ventricular premature beats. Premature beats in healthy middle age during hour tape recording. Eur Heart J 2: 13
22. Charbon AG (1986) Referat gehalten beim II. Europäischen Magnesium-Kongreß, Stockholm, Mai 1986
23. Connolly SJ et al. (1983) Clinical pharmacology of propafenone. Circulation 68/3: 589
24. Crampton R (1979) Prevalence of the left stallate ganglion in the long QT-syndrome. Circulation 59: 769
25. Cranefield PF, Aronson RS (1974) The initiation of sustained rhythmic activity by single propagated action potentials in canine cardiac Purkinje fibres exposed to Na^+-free solutions or ouabain. Circ Res 34: 477
26. Cranefield PF et al. (1973) Genesis of cardiac arrhythmias. Circulation 47: 100
27. Coumel P, Leclerq JF (1983) Wirksamkeit von oral verabreichtem Propafenon bei supraventrikulären und ventrikulären Arrhythmien Erfahrungen bei 47 Fällen. In: Schlepper M, Olsson B (Hrsg) Kardiale Rhythmusstörungen. Springer, Berlin Heidelberg New York Tokyo, S 23

28. Coumel P et al. (1978) Syndrome d'arythmie auriculaire d'origine vagale. Arch Mal Coeur 71: 645
29. Deeg P (1986) Schwangerschaft und Herzrhythmusstörungen. Z Allg Med 62: 244
30. Dinh H et al. (1983) A long-term study of therapeutic efficacy and safety of oral propafenone in the treatment of ventricular arrhythmias Circulation [Suppl III] 68: 270
31. Distler WK (1984) A new computer-aided system for pacemaker control by ambulatory monitoring. Eur Heart J [Suppl 1] 1330
32. Durlach J (1986) Referat am II. Europäischen Magnesium-Kongreß, Stockholm, Mai 1986
33. Eichelbaum E (1982) Defective oxydation of drugs: Pharmacokinetic and therapeutic implications. Clin Pharmacokinet 7: 1–22
34. Ewy GA (1984) Ventricular fibrillation masquerading as asystole. Ann Emerg Med 13: 811
35. Ferrer PL (1977) Occurence of arrhythmias during the newborn period. Clin Res 25: 64 A
36. Gertsch M, Keller A (1976) Elektrokonversion. Schweiz Med Wochenschr 106/18: 612
37. Graboys TB et al. (1982) Long-term survival of patients with ventricular arrhythmias treated with antiarrhythmic drugs. Am J Cardiol 50: 437
38. Gülker H (1983) Tiermodelle: Nutzen und Grenzen für die Therapie der Herzerkrankungen. Referat an der Herbsttagung der Deutschen Gesellschaft für Herz- und Kreislaufforschung. Z Kardiol [Suppl II] 72: 47
39. Gunning JF et al. (1970) Long-term folow-up of direct current cardioversion after cardiac surgery with special reference to quinidine. Br Heart J 32: 462
40. Härlin M et al. (1977) Klinische Erfahrungen mit Propafenon. In: Hochrein H, Hapke HJ, Beck OA (Hrsg) Fortschritte in der Pharmakotherapie von Herzrhythmusstörungen. Fischer, Stuttgart New York, S 90
41. Heinecker R (1970) EKG-Fibel, 8. Aufl. Thieme, Stuttgart New York, S 257
42. Hellestrand KJ et al. (1982) Effect of flecainide on anomalous pathways and reentrant junctional tachycardia. Circulation 66: A 69
43. Isery LT et al. (1983) Magnesium therapy for intractable ventricular tachyarrhythmias in normomagnesemic patients. West J Med 138: 823
44. Isery LT et al. (1986) Arrhythmietherapie mit Magnesium. Vortrag gehalten beim II. Europäischen Magnesium-Kongreß, Stockholm, Mai 1986
45. Kalusche D (1985) Rationale Therapie von Herzryhthmusstörungen. Herz u Gefäße 5/11

46. Karch SB, Billingham ME (1984) Morphologic effects of defibrillation: A preliminary report. Crit care Med 12: 920
47. Kaufmann G (1974) Antiarrhythmika. Med Klin 69/18
48. Kent KM, Epstein SE (1974) Cholinergic innervation of the canine and human ventricular conduction system. Circulation 50: 948
49. Koenig W et al. (1985) Langzeitelektrokardiographie. Herz u Gefäße 5: 531
50. Korsukewitz J et al. (1985) Idiopathische ventrikuläre Tachyarrhythmien. Dtsch Med Wochenschr 110, 28/29: 1103
51. Kostis JB (1979) Ambulatory electrocardiographie; what is normal? Am J Cardiol 34: 420
52. Kotler M et al. (1973) Prognostic significance of ventricular ectopic beats with respect to sudden death in the late postinfarction period. Circulation 47: 959
53. Kuck H (1985) Leser fragen Experten. Med Trib In Consilio Nr. 28 vom 29. November
54. Lachnit KS, Rieder L (1985) Die Bedeutung von Herzrhythmusstörungen im Alter und ihre Behandlung mit Propafenon unter Kontrolle des Plasmaspiegels. Z Gerontol 18: 343
55. Lang K, Hust H (1976) Untersuchungen über die Einwirkung von Antiarrhythmika auf die Reizschwelle bei Schrittmacher-Patienten. In: Seipel L et al. (Hrsg) Neue Aspekte der antiarrhythmischen Therapieerfahrungen mit Aprindin. Edition Cantor, Aulendorf, S 107
56. Lathers CM et al. (1978) Nonuniform cardiac sympathetic nerve discharge, mechanism for coronary occlusion and digitalis-induced arrhythmias. Circulation 57: 1058
57. Leitner ER (1986) Therapiekontrolle von Herzrhythmusstörungen. Vortrag gehalten beim Symposium „Fortschritte in der Arrhythmietherapie", Berlin, 17. Januar 1986
57a. Leitner ER, Schöder R (1983) Das Langzeit-EKG bei Herzgesunden. Dtsch Med Wochenschr 108: 523
58. Lemmerz AA, Schmidt RR (1976) Auswertung und Deutung des EKG, 11. Aufl. Karger, Basel München Paris London Sydney, S 193
59. Lengfelder W, Senges J (1986) Antiarrhythmische Therapie in der Praxis Intern Welt 8: 1–7
60. Lichtlen PR, Bethge KP (1980) Inzidenz des plötzlichen Herztodes bei Koronarpatienten in Abhängigkeit von Anatomie und Rhythmusprofil. Z Kardiol 69: 639–648
61. Lown B (1967) Electrical reversion of cardiac arrhythmias. Br Heart J 29: 469
61a. Lown B, Graboys TB (1977) Management of patients with malignant ventricular arrhythmias. Am J Cardiol 39: 910

62. Lown B, Levine E (1961) The carotic sinus. Clinical value of its stimulation. Circulation 23: 766
63. Lüderitz B (1981) Therapie der Herzrhythmusstörungen. Springer, Berlin Heidelberg New York, S 13
64. Lüderitz B (1984) Therapie der Herzrhythmusstörungen, 2. Aufl. Springer, Berlin Heidelberg New York Tokyo, S 113, 115, 116, 175
65. Meinertz (1982) Welche Rhythmusstörungen sind bei koronarer Herzkrankheit behandlungsbedürftig? Mod Med 10: 1281
66. Morganroth J (1982) Identifizierung von Patienten mit großem Risiko einen plötzlichen Herztod zu sterben. In: Schlepper M, Olsson B (Hrsg) Kardiale Rhythmusstörungen. Springer, Berlin Heidelberg New York, S 15
67. Moss AJ et al. (1979) Ventricular ectopic beats and their relation to sudden and non-sudden cardiac death after myocardial infarction. Circulation 60: 998
68. Mosthaf B et al. (1985) Herzrhythmusstörungen im Neugeborenenalter. Herz u Gefäße 5/12: 644
69. Nager F (1979) Der heutige Stand der Arrhythmiebehandlung. Sandorama (Sandoz) 4: 25–30
70. Nicklas JM, Koller PT (1985) Vortrag gehalten beim 58. Jahreskongreß der American Heart Association, Washington, 10.–14. November 1985.
71. Palma JL et al. (1983) Untersuchungen zur antiarrhythmischen Wirkung und zur segmentären Kontraktilität bei koronarkranken Patienten mit ventrikulären Arrhythmien unter Propafenontherapie. In: Schlepper M, Olsson B (Hrsg) Kardiale Rhythmusstörungen. Springer, Berlin Heidelberg New York Tokyo, S 211
72. Podrid PJ (1983) Aggravation of arrhythmias: A potential complication of therapy Prim Cardiol 9/75: 87 (dt. Übers. s. 73a)
73. Podrid PJ (1985) Strategien zur Festlegung einer effektiven antiarrhythmischen Therapie. Kardio 3 Oktober/November (Übersetzung aus Chest 1: 241)
73a. Podrid PJ (1985) Die Aggravationen von Arrhythmien – eine Arzneimittel-bedingte Komplikation. Schwerpunktmedizin [Sonderheft, März 1985], Selecta-Verlag
74. Pop T (1986) Therapie von Rhythmusstörungen in der akuten Infarktphase. Therapiewoche 36: 237–241
75. Rally C, Walters M (1962) Paroxysmal ventricular tachycardia without evident heart diesease. Can Med Assoc J 86: 268
76. Resnikov L (1973) Present status of electroconversion in the management of cardiac dyrhythmias. Circulation 47: 1356

77. Riecker G (1975) Klinische Kardiologie. Springer, Berlin Heidelberg New York, S 288
78. Rizzon P et al. (1984) Holter monitoring comparative assessment of propafenone and dihydroquinidine efficacy in the treatment of premature ventricular beats. (Evaluation of antiarrhythmic therapy). Cardiologia 28: 9
79. Rosen KM et al. (1970) Site of heart block in acute myocardial infarction. Circulation 42: 925
80. Salerno DM et al. (1984) A controlled trial of propafenone for treatment of frequent and repetitive ventricular premature complexes. Am J Cariol 53: 77 (Deutsche Übersetzung in: Therapiewoche 34: 4911)
81. Schulze JJ, Inhester B (1985) Arrhythmiebehandlung unter Praxisbedingungen. Therapiewoche 35: 5898–5908
82. Schwartz PJ et al. (1975) The long QT-syndrome. Am Heart J 89: 378
83. Schwartz PJ et al. (1976) Effects of unilateral stellate ganglion blockade on the arrhythmias with coronary occlusion. Am Heart J 95: 589
84. Schwiegk H., Riecker G (Hrsg) (1960) Herz und Kreislauf. Springer, Berlin Heidelberg New York (Handbuch der inneren Medizin, Bd 9/1, S 258–259)
85. Seipel L, Ickrath O (1985) Die prognostische Bedeutung der Lown-Klassifikation ventrikulärer Rhythmusstörungen. Dtsch Med Wochenschr 110: 1617–1619
86. Senges J. Lengfelder W (1985) Differentialdiagnose von Synkopen. Med Klin 80 23: 651–656
87. Sesto F, Stein U (1985) Bericht über die kardiale und extrakardiale Verträglichkeit von Propafenon – Ergebnisse einer offenen Studie von 2234 Patienten. Springer, Berlin Heidelberg New York Tokyo
88. Sesto F et al. (1977) Digitalis-induzierte Arrhythmien. Ärztl Prax 29 51: 2447–2451
89. Sidoway LA et al. (1983): Polymorphic oxidative metabolism of propafenone in man. Circulation [Suppl III] 68
90. Soyza N de et al. (1983) Sicherheit und Wirksamkeit von Propafenon bei der Unterdrückung ventrikulärer Ektopien. In: Schlepper M, Olsson B (Hrsg) Kardiale Rhythmusstörungen. Springer, Berlin Heidelberg New York Tokyo, S 231
91. Spies HF, Sesto F (1983) Propafenon in der Hand des niedergelassenen Arztes. Ergebnisse einer offenen multizentrischen Studie. In: Schlepper M, Olsson B (Hrsg) Kardiale Rhythmusstörungen. Springer, Berlin Heidelberg New York Tokyo, S 225

92. Stevens T et al. (1978) Multiple ventricular premature beats in five adolescence. Eur J Cardiol 8: 177
93. Theisen K (1978) Medikamentöse Therapie tachykarder Herzrhythmusstörungen. Klin Wochenschr 56: 153
94. Theisen K (1979) Akute Herzrhythmusstörungen in der Praxis. Herzmedizin 2: 75–84
95. Theisen K, Jahrmärker H (1980) Empirisch und elektrophysiologisch begründete Gesichtspunkte bei der Anwendung von Antiarrhythmika. Pharmakotherapie 3 6: 258–271
96. Theisen K, Jahrmärker H (1985) Re-entry Mechanismen ventrikulärer Tachykardien bei inhomogener Repolarisation unter besonderer Berücksichtigung des Jervell- und Lange-Nielsen-Syndroms sowie ähnlicher Zustände und ihre Therapie. Dtsch Med Wochenschr 100: 1141
97. Velebit V et al. (1982) Aggravation and provocation of ventricular arrhythmias by antiarrhythmic drugs. Circulation 65 5
98. Waleffe A, Kulbertus H (1983) Elektrophysiolgischer Effekt und antiarrhythmische Wirksamkeit von Propafenon. Ermittelt durch programmierte elektrische Stimulation des Herzens bei Patienten mit häufig wiederkehrenden supraventrikulären Reentry-Tachykardien. In: Schlepper M, Olsson B (Hrsg) Kardiale Rhythmusstörungen. Springer, Berlin Heidelberg New York Tokyo, S 203
99. Wallace AG, Mignone RJ (1966) Physiology evidence concerning the re-entry hypothesis for ectopic beats. Am Heart J 60: 72
100. Waren JV, Lewis RP (1976) Beneficial effects of atropine in the prehospital phase of coronary care. Am J Cardiol 37: 68
101. Wehr M et al. (1985) Was ist gesichert in der Therapie tachykarder Herzrhythmusstörungen. Internist (Berlin) 26: 741
102. Weidman S (1973) Die ektopische Erregung. Schweiz Med Wochenschr 103: 258
103. Wellens HJJ et al. (1982) A comparison of electrophysiological effects of intravenous and orale amiodarone. Am Heart J 49: 1043
104. Wester HA et al. (1982) Einfluß von Antiarrhythmika auf die Myokardfunktion. Dtsch Med Wochenschr 107/34: 1262
105. Witt AL et al. (1974) Electrophysiology and pharmacology of cardiac arrhythmias II. Relationship of normal and abnormal electrical activity of cardiac fibres to the genesis of arrhythmias. Am Heart J 88: 664
106. Yakowitz F et al. (1966) Functional distribution of right an left stellate innervation to the ventricles: Production of neurogenic electrocardiographic changes by unilateral alteration of sympathetic tone. Circ Res 18: 416

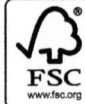

MIX
Papier aus verantwortungsvollen Quellen
Paper from responsible sources
FSC® C105338

If you have any concerns about our products,
you can contact us on
ProductSafety@springernature.com

In case Publisher is established outside the EU,
the EU authorized representative is:
**Springer Nature Customer Service Center GmbH
Europaplatz 3, 69115 Heidelberg, Germany**

Printed by Libri Plureos GmbH
in Hamburg, Germany